万一针

——老中医万方琴五十年针灸心得

（第2版）

万方琴 著

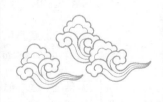

全国百佳图书出版单位

中国中医药出版社

·北 京·

图书在版编目（CIP）数据

万一针：老中医万芳琴五十年针灸心得 / 万方琴著 . —2 版 . —北京：中国中医药出版社，2022.9（2025.2重印）

ISBN 978-7-5132-7554-5

Ⅰ . ①万…　Ⅱ . ①万…　Ⅲ . ①针灸疗法－中医临床－经验－中国－现代　Ⅳ . ① R245

中国版本图书馆 CIP 数据核字（2022）第 063592 号

中国中医药出版社出版

北京经济技术开发区科创十三街 31 号院二区 8 号楼

邮政编码　100176

传真　010-64405721

河北省武强县画业有限责任公司印刷

各地新华书店经销

开本 880×1230　1/32　印张 4.75　字数 60 千字

2022 年 9 月第 2 版　2025 年 2 月第 2 次印刷

书号　ISBN 978 – 7 – 5132 – 7554 –5

定价　38.00 元

网址　www.cptcm.com

服 务 热 线　010-64405510

购 书 热 线　010-89535836

维 权 打 假　010-64405753

微信服务号　**zgzyycbs**

微商城网址　**https://kdt.im/LIdUGr**

官 方 微 博　**http://e.weibo.com/cptcm**

天猫旗舰店网址　**https://zgzyycbs.tmall.com**

如有印装质量问题请与本社出版部联系（010-64405510）

作者简介

万方琴，生于 1936 年。工作于北京市第二医院，从事针灸工作 50 多年。

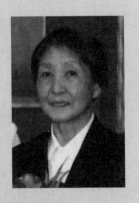

行医特点：不用药，针灸取穴少，患者感觉舒服，疗效突出，医患关系融洽。

一生的信条：我追求的是人生的价值，我信守的是诚实，我最愿意做的是治病救人，我最盼望的是团结和睦，我最需要的是知识。

内容简介

　　本书浓缩了作者万方琴五十年的针灸行医经验及心得体会，书中通过一些真实生动的病例，展现出作者高超的针灸医术。作者针灸取穴少而精，还有独到的经验用穴，疗效立竿见影，充分体现出针灸治病"简、便、效、廉"的优越性，更说明中医文化高深奥妙，是祖先留给我们的珍宝，世世代代造福于民。本书适于广大中医爱好者及中医临床人员阅读参考。

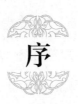

序

　　在针灸临床工作了 50 多年的万方琴医师的新著《万一针》即将付梓，我很高兴受作者之托作序，为推广她的新技术、新经验尽微薄之力。

　　万医师 55 年前中专毕业后开始行医，从医后一直在针灸临床工作，退休后又继续在多地的医疗机构为患者服务。她在漫长的临床工作中，继承和发扬为人民服务的精神，认真学习针灸理论、技术，用精湛的技术，热心为患者服务，还无私地传授她的经验和技术给学生和同行，得到广大患者和同行的尊敬，被患者称为"救命恩人"，赞扬她的技术为"神针"。

　　万方琴医师的写作态度严谨，语言平实，本书为针灸临床医师提供了翔实可用的针灸临床新技术和经验。我和万医师做了深入交流，又细致地研读了书稿，对万医师针灸技术的特点有些体会。

第一个特点是"新"。首先作者经过长期的针灸临床实践，提出新的治疗观念和方法，即"简"和"一次、一针、一穴"的三一法，把针灸治疗简便、疗效快的特点在实践中加以体现。其次，作者在前人临床经验的基础上，探索了一个新穴——阳光穴，在临床中应用阳光穴治疗腰痛等顽固性疾病取得了又快又好的疗效，为针灸的发展做出了贡献。再次，作者在循经治疗的基础上，扩展了印堂、手三里等经穴的治疗范围，特别是对一些疑难病的治疗取得了意想不到的效果。

　　第二个特点是"精"。作者既遵循针灸临床循经取穴、辨证施治的原则，又突出"主穴"，精选出不同的主穴组合，为久治不愈的患者解除了痛苦。本书介绍了作者用体针、耳针、头针治疗不同系统的多种病症，皆体现了作者针灸的特点：取穴少而精。

　　我长期从事中医临床、教学、研究和国际交流工作，深感在当今针灸被全世界人民信任、学习、使用的背景下，更需要传承和发展，像万方琴一样热爱针灸、创新针灸的好医生,是针灸发展的保证,是患者的福音。

世界针灸学会联合会副主席

国家中医药管理局国际合作司原司长　沈志祥

2016 年 1 月 8 日于北京

再版前言

　　我为什么急于写此书呢？因为目前有一些疾病被说成是世界难题，很多病人因病被专家、教授判了死刑，认为这病治不了，就这样了，你们到哪儿也治不好，甚至很有名气的大医院都告诉病人家属，要有思想准备，可以准备后事了。其实呢，这些治不了的疑难病、大病，正像本书中所写的，用物美价廉的针灸治疗，疗效非常好，很多病人都被治愈了。

　　可能世界上有些国家、有些人对于自己做不到的事情，也不肯相信别人能做到，他们会说："不可能。"而我要说："能，完全可能，我做到了。"本书全是对事实的准确记录，没有一丝夸张。本人经过半个世纪的针灸临床工作，总结出针灸治病有几大优势：

　　1. 携带方便，用一个小小的瓶子装上一点酒精棉球，再带上几根细小的银针就可以治病救人。

2.不需设备，不需检测仪器，不需房间、床位。

3.不受时间、地点的限制，什么时间有病人就什么时间给予治疗。不需要固定地点，哪里有病人就在哪里治疗。

4.没有带针灸工具时，也照样可以给病人治病，以手代针或用随身携带的家门钥匙点揉穴位，都可以给病人治病，甚至可以临时抢救病人。可治疗腰痛、胃痛、头痛、发烧等。

5.不做各种仪器检测，可以减少病人的经济负担，还可以减少对病人身体的伤害，只用中医的诊查方法，即望、闻、问、切，就能达到诊断的目的。

6.针灸治病，能够完完全全地保持身体本来的组织结构。用不着大动干戈，更不用做手术，就可以治愈疾病。而且，病愈后，不留任何痕迹，也没有毒副作用。有些疾病治愈后的病患部位和患病前基本是一样的，甚至都找不到疾病的原发部位。如面神经麻痹、脱发和斑秃等，愈后如常。

在长期的临床工作中，我因为经常取得良好的治疗效果，得到患者们的敬重和爱戴。50多年来，我充分享受着作为医生的成就感和幸福感。

针灸是我国的国宝，是我们伟大祖国宝贵的医学遗产。我认为针灸在医学领域中是最朴实、最简捷、最方便、最有效的一门治疗技术，是集诊断、治疗、保健、美容于一体的医疗方式，能治疗大病、疑难病，并且能够及时地抢救危重病人，使之转危为安。早在新中国成立初期我就从事针灸工作，通过50多年的临床实践，我深深地体会到了针灸的伟大和优越性。针灸治病简便效廉，多快好省。我作为一名针灸科老大夫，有义务、有责任将中医中最宝贵的针灸技术传承下去，并将其弘扬开来，发展下去。我认为对于针灸，只是传承还不够，还要在原来的基础上有所发明，有所发展，有所提高，要让针灸在发展中前进，为国分忧，为民造福，这才符合我国现代社会的需求和发展。

本人针灸的特点是：取穴少，一针一穴，一次治愈一种或多种疾病。在治疗当中或治疗后，患者感觉很舒服，认为治疗是一种享受。

本书写作形式简单，内容力求真实可靠，没有复杂的案例分析，只是将病案以原始面貌（患者自述症状）呈现出来，展现医者通过四诊合参得出诊断，给出治疗方案，酌情取穴，给予针灸治疗的过程。在写病例时，有些经验穴就不再做详细辨证和穴解。如印堂穴，凡脊椎滑脱、腰间盘脱出，或脊椎上某一段、某一点的病变，颈椎病等，都可选此穴；又如阳光穴，凡身体寒冷、疼痛均可选此穴；再如手三里穴，凡属大肠经循行范围的疾病都可选此穴，如痔疮、脱肛、阑尾炎等。还有凡是心、肺、胸、肋的疾病都可以取内关穴；凡是肚、腹、胃的疾病，都可以取足三里穴来治疗；凡全身各种虚弱、久治不愈的疾病都可以取足三里穴来强壮体质，增强身体的抵抗力。

本书自出版发行以来，受到广大读者的欢迎，我亦收到很多读者来电，很感谢大家对本书的认可。此次再版，除了修改了第一版中的一些错别字外，尚增加了一些内容，最主要的是，将阳光穴的配图重修，定位更准确。

本书的出版目的在于传承宝贵的医学遗产——针灸，并将其发扬光大，发展提高，以为民造福。

万方琴

2022 年 5 月

目　录

针灸的功效

　　千万别小看一根小小的银针，它是对"物小功大"的诠释。极其细小的银针上合于天，下合于地，中合于人。你是否认为我夸大了针灸的作用？不！一点也没有夸大，比银针大的有刀枪、大炮、坦克、原子弹等武器，但那都是用来杀人的，而小小的银针却是用来治病救人的。人是天地之间最宝贵、最重要的生灵，人可以与天地相参，小小的银针能治疗人类的疾病，能解除他们的痛苦，使他们得到健康和幸福。针灸能拯救人的性命，使之转危为安。针灸能治大病、疑难病、久治不愈的疾病，有些治不了的病，通过针灸治疗，往往能取得满意的疗效。针灸治病还能一定程度上免除手术痛苦，如乳腺增生、面部粉瘤、脱肛、各种痔疮等，都可以通过针灸治愈。针灸深受国内外民众的欢迎和喜爱。世界上很多国家纷纷派留学生来中国学习针灸。

　　我根据自己多年的行医经验，把针灸治病的好处归纳如下：治病范围广、危险性小、治病快、疗效好、痛苦小、花钱少，不伤元气、不留痕迹、舒服、愉快、能除病根，病人不用再往医院跑，更重要的是能保持人体组织结构的原有状态。

针灸的奥妙

　　针灸学是一门很奥妙的学科，它是通过针刺经络穴位来治疗疾病的，经络是摸不着、看不见的，所以在治疗上有着神秘的色彩，但也不是高不可攀的，我们的先人已经为我们奠定了针灸的基础，指引了方向，我们只需照着往前走，一边走一边加以揣摩，去将更好的医疗方法融入进来，并寻找一些捷径，更快地达到治愈疾病的目的。经过多年的行医，我总结出针灸对一些疾病用"三一法"（一次一针一穴）就能基本将其治愈，而且还能一针同时治愈多种疾病。我在给病人治病的时候，很多都是针到病除，一针见效。常听病人说："神了，不疼了，好啦，没事啦。"很多病人感到很神奇。针灸的奥妙在于选好治疗疾病的主穴，进针后提插捻转，然后拇指、食指、中指稍用力弹一下针体，把针感推向远方，到达病灶部位和脏腑，气血一通，疼痛立刻消失。这就是三一法：一针一穴一次。如果穴位临近或远端有病，可以调整针尖的方向，找到新的病灶部位，再用同样的手法治疗，效果是一样的。所以一针可以治疗多个疾病。

很多人认为疾病很复杂，得病的原因也很多，所以治疗也有些神秘和奥妙。其实，绝大多数的疾病都和一个"堵"字有关系。如肝脏发生气滞血瘀，那么肝区就会出现疼痛不适，到医院检查，肝功能各项指标均正常，查不出阳性体征，但是，肝脏并不是没有病，而是气血滞留在肝脏内，通往外界的路被堵塞，流通不畅，所以肝区会出现疼痛不适的症状。

针灸的治疗机理其实就是经络学说的理论：痛则不通，不通则痛。不通就是经络被气血堵塞了，被气血堵塞了怎么办？就要疏通经络，经络一通，百病自去。小小的银针如同一部疏通"下水道"的机器。针刺穴位以后气血马上通畅，问题就解决了。但是，具体操作也是有学问的，虽然都是把针刺进身体里，但疗效不同。为什么？功夫在手上，手上有功夫才能有很好的效果。

有一些病人问我："万大夫，这针里有药吗？"我说：

"针里没有药。"病人又说："真是神奇，针里也没有药，刺进去就能治病。"因此说针灸奥妙一点都不为过。

针灸治病多快好省

通过半个世纪的针灸临床工作，我总结出针灸治疗疾病，完全可以做到多快好省。仅用物美价廉的银针，就能做出利国利民的事情，中国啊，兴哉；人民啊，幸福！

多

针灸可治疗的疾病种类多，一定时间内治疗的病人数量多，周转快。因为针灸简单、方便、快捷，又能够及时给病人解除痛苦，所以能够治疗很多病人，我的病人周转很快，我很想用更多的精力多治疗一些病人。

多年以来，不管何时何地，我总要留心观察，看有没有病人，看我是否能够提供治疗，如果可以，该出手时我会毫不犹豫地出手，我有这个能力，有这个责任，为什么不施以援手呢。能给病人解除痛苦，解决问题，也实现了我人生的价值，何乐而不为呢？这正是我一生所追求的理想。

快

针灸治疗很多疾病就如同拔刺一样，疗效很快。我曾经治疗过一位老太太，78岁，因受风寒引起右半身疼痛，已有58年，她经常感到疼痛不适，多方求医，久治不愈。我就选取右侧阳光穴，扎完第一次就大有疗效，扎完第二次疼痛完全消失，基本痊愈。还有一些胃痛严重的患者，在其两侧内关穴上扎针，片刻后，疼痛完全消失，基本治愈。肚子痛者可选足三里穴，扎两针，疼痛就慢慢消失，当场基本治愈。

这些案例都说明针灸的疗效又好又快。为什么针灸治病快呢？因为它不同于用药，不用在全身周游一遍以后再到达五脏六腑或病灶。针灸是通过穴位刺激，由经络传导，直接作用到五脏六腑和病灶；还有一个重要的原因是针灸能使紧张的肌肉松弛下来，也能使麻痹的肌肉慢慢收缩。

好

为什么说针灸治病好？首先，针灸治疗疾病创伤面极小，起针后都看不到针眼在何处。我所用的针是细之又细，小之又小，若是眼神不好的人，都看不清我的针长啥样。

我治病取穴少而精，一般疾病取 1～5 个穴位即可，病人在针灸治疗的过程中感觉很舒服，起针的时候很多病人要求说："万大夫，多扎一会行吗？很舒服，让我再多享受一会儿。"还有的病人说："我的身体十几年以来从没感觉这么舒服过，真好。"也有病人说："扎针以后我的病腿比这好腿还有劲，走路又轻松又快。"病人所有的反馈，归纳起来就是——针灸治病"好"。病人舒舒服服、高高兴兴，很痛苦且久治不愈的疾病就治好了。

省

针灸治疗操作时间短，疾病总治疗时间不长，如肩周炎、腰痛、肋间神经痛等，一般一次即可治愈，而治疗完全偏瘫大概需要两个疗程。许多疾病治疗一次或几次就能好，大大减少了病人痛苦的时间，增加了病人健康快乐、美好的时光，还节省了治疗疾病的时间和医疗费用，让病人省心、省事、省钱。

我非常热爱针灸事业

　　我为什么这么热爱针灸工作呢？前面已经说过了，针灸治病的优势非常多，也非常好，有一些西医治不了的大病、疑难病，用针灸治疗多能治愈，如落枕、坐骨神经痛、偏头痛、肋间神经痛等急慢性疾病也能治愈。因此，病人送我一个雅号——万一针。

　　我现在虽已退休，但依然在从事针灸工作，因为我非常热爱针灸事业。

　　我走到哪儿，治到哪儿。无论在国内生活，还是到国外旅游，我总是随身携带着针灸用具。有一次，我到欧洲旅游，在飞机上有一位老先生感觉头疼得厉害，我给他在双手合谷穴上各扎了一针，他很快就好了。还有一位同团的中年男士，在意大利游玩时脚扭伤了，不能走路了，导游请我去给他医治。我根据病情，在阳陵泉和足临泣穴上扎了两针，他当天晚上就基本好了，第二天能和大家一起走路参加活动了。还有一次，在泰国旅游时，当地的导游请我给他治疗咳嗽，想感受一下针灸治病是个啥滋味。当我给他针灸治疗了两三次后，他说："中国的针灸真是名不虚传。万妈妈给我治了几次，我咳嗽好多了，痰也少了，嗓子也痛快了，真是不错！"

我还在上班时，有一天，路过光明楼车站，看见一个小伙子蹲在地上，脸色苍白，表情非常痛苦，我就停下来上前询问，他说："我的胃疼的特别厉害。"我就自报家门："我是北京市第二医院的大夫，如果你愿意，我可以用针灸给你治疗一下，你看行吗？"他上下打量了我一番说："那太好了，麻烦您了，快帮我治治吧。"于是我就在他双手的内关穴上各扎了一针，片刻后他说："好多啦。"又待一会儿，他说："已经不疼了。"就在我给小伙子治疗时，突然听到"咔嚓咔嚓"按快门的声音，我抬头一看，是四位外国友人，大概是西方人，在给我们拍照，他们没有说话，只是不停地点头微笑。我想肯定是我用针灸治病吸引了他们。后来，小伙子非常高兴地对我说："我好了，已经不疼了，太感谢您啦，我该怎么感谢您呢？"我对他说："不用，没必要，你赶紧回家吧，把上衣扣子扣好，免得胃再受寒。"

退休第二年，我到海南行医时曾得到这样的评语："你给大家治好了病，就好像高山上的一盏红灯，照得山下一片红。"一位黎族的高中老师来信说："你给海南人民治好了很多病，海南人民永远不会忘记你。"

让"阳光穴"发挥更大作用

我认为，对于伟大的针灸事业，只有传承是不够的，还应该有所发明，有所创造，有所发展，有所提高，有所前进，给中国的国粹——针灸锦上添花。（新"三一"疗法）

何为"三一"疗法？即一根针、一个穴位、一次治疗一个以上疾病。它能做到多快好省地治疗各种疾病。

"三一"疗法既符合当前国家号召和要求的守正创新，也符合快节奏、高效率的时代精神。

小穴位，大智慧，大疗效。大道至简，我不赞成针海战术，那是害多利少，病非但没有治愈，反而可能让病人身体越来越虚弱。我的学员有个患者，乳腺增生，曾找了一个按针数收费的医生，给她扎了70多针，然而却没有什么疗效。但我的学员用"三一"疗法泻太冲一穴，当时就见到了疗效，疼痛消失。

"三一"疗法是无价之宝，非常适合我国民情。老百姓常说看病难、看病贵，"三一"疗法以简、验、效、廉，深受百姓欢迎和称赞。去年，我在北京缸瓦市教堂义诊，半天治疗了 17 个人，只用了 17 根针，患者当场就见到了显著疗效。

"三一"疗法仅用一针就能治愈很多疾病，能够非常好地适应现代人民快节奏、高效率的生活节奏。

后来，我在临床治疗时发现了"阳光穴"。"阳光穴"在手背 3、4 掌骨之间的中点，取穴时，应在掌指关节与 3、4 掌骨衔接处的中点选取，治疗时以 35° 向腕关节方向进针，刺入 5 分左右。针扎此穴可以祛风散寒、疏通经络，治疗多种疾病，如腰痛、膝关节痛、胯骨痛、手脚麻木冰凉等，很多疾病针到病除。并且此穴所在位置方便、安全，治疗时患者没有脱穿衣服的麻烦，会感

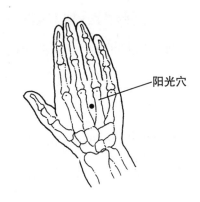

阳光穴

到心情舒畅，所以我起名为"阳光穴"。

多年来，我用阳光穴医治了大量的腰痛病人，有效率大约为98%，治愈率大约为98%。请看实例。

一般性腰痛

案：美国一中年男教师，43岁。诊断为一般性腰痛。

患者自述：两年以来腰部经常疼痛，不舒服，向前、后、左、右弯腰时都会疼痛。向前弯腰时腰部会有牵拉感，很痛。总之两年以来腰部活动功能受限，久治不愈。

患者还患有左肩背部疼痛1年余，左上肢活动的时候疼痛较明显，在美国曾多次求医未愈。

针刺治疗：取双侧阳光穴，进针以后得气，再提插捻转，以补为主，留针20分钟左右。

疗效：进针以后，腰部疼痛消失，功能完全恢复，腰向左、右、前、后活动，都不觉疼痛，活动自如。在治疗腰痛的同时，兼顾了一下左肩背部的疼痛，略施手法，皆愈。

多年腰痛，一针治愈

案 1：北京十一学校外聘美国教师的夫人，60 岁，住学校公寓。

患者自述：右侧腰以下部位平时总感觉不舒服，疼痛，而且痛引两侧，向后弯腰也感觉不舒服，非常疼痛，活动受限。向前弯腰的时候感觉患部有牵拉感，发紧，手够不到地。此种情况已经持续 10 年之久，在美国做过多次治疗，仍久治不愈。

针刺治疗：取右手阳光穴，常规针刺，留针 10 分钟左右，以补为主。

疗效：患者当时不舒服和痛的感觉基本消失，活动自如。现功能已经恢复，没有任何不适。

案 2：崔某，女，65 岁，干部。

患者自述：腰部曾经受过风寒。腰痛将近 20 年，经常痛，时好时坏，阴天下雨时疼痛加重，干活累了疼痛加重。向前后左右弯腰时都感到疼痛，向前弯腰时双手够不着地，久治不愈。我用针灸治疗，只治疗一次、取一穴就好了。当时疼痛消失，活动自如，双手能摸着地，在场的人无不称奇，都说："针灸真好。"

针刺治疗：取双侧阳光穴，常规针刺，留针20分钟左右，手法以补为主。

疗效：当场基本治愈。

案3：苗某，男，36岁。火车调度员。

患者自述：腰部疼痛，四五年来时轻时重，经服药、针灸、拔罐等治疗，疗效均不佳。这几天疼得非常厉害，向前弯腰，双手离地很远。经人介绍找到了万大夫，来时需要有人搀扶。万大夫了解病情以后，用小小的两根银针扎进了我的手背，腰就能动了，疼痛大为减轻。万大夫又在针上施以手法，腰能够活动自如了！在场的人无不称奇。我的腰好了，再没疼过。

针刺治疗：取阳光穴，常规针刺，留针20分钟左右，手法补。

疗效：当场基本治愈。

案4：刘某，男，43岁，汽车司机。

患者自述：腰痛 20 多年了，开车坐久了，腰就不舒服、疼痛。每天下班就叫家人给揉一揉。也曾经多次到医院治疗，但按摩、针灸、吃药等均无效。一直疼到现在，最近疼痛加重。经朋友介绍到万大夫家中求医。万大夫只在我两手背上各扎一针，片刻后腰就轻松好多，后又施行手法治疗，我的腰就能活动自如，向前弯腰时手能摸到地，腰部疼痛基本消失。我 20 多年来从没有感到腰这样舒服、轻松。仅此一次针灸治疗就结束了我腰疼的历史。

针刺治疗：取双侧阳光穴，常规针刺，留针 20 分钟左右，手法补。

疗效：只一次当场治愈，后再没疼过。

案 5：葛先生，77 岁，机关退休干部。

患者自述：突然感到腰部不适，背部有酸胀感，感觉腰酸痛难忍，都直不起来了，弯腰也很困难。我立即求助于万大夫，只见她拿出两根细细小小的银针，在我两手的手背上针灸，令我感到惊奇的是万大夫并没有在我的病痛部位进行针灸。不多时针灸就结束了，虽还有些酸痛感，但完全可以弯腰和直立了。第二天我已完全恢复如常，行走、弯腰都很自如。感谢万大夫用针不多就解除了我的病痛。

针刺治疗：取阳光穴。

疗效：一次治愈。

以物代针治腰痛

曾有一患者半年以来腰部经常疼痛不适，劳累以后加重，前、后、左、右活动时都感觉疼痛，功能受限。

我用钥匙在他双手的阳光穴点揉了一会儿，他再活动时对我说："好多了。"我又点揉了一会儿，他已腰部活动自如，向前弯腰能摸着地了。他高兴地说："不疼了，怎么活动都不疼。"

腰肌劳损

案：吴某，女，63岁，退休人员，腰肌劳损30多年。

患者自述：30多年以来，腰总是疼痛，平时总感觉不舒服，活动受限，劳累过后疼痛加剧。经常跑医院，医院诊断为腰肌劳损，但是一直未治愈。

针刺治疗：取双侧阳光穴，常规针刺，留针 30 多分钟，手法补。

疗效：起针后，腰部感觉轻松、舒服，活动自如。远期疗效很好。

脊柱右侧局部疼痛

案：马女士，60 岁。

患者自述：后背脊柱右侧局部疼痛，已有 20 多年，平时总感觉疼痛不适，每当做弯腰等活动的时候疼痛更加明显，给正常生活带来了很多不便。久治不愈。

针刺治疗：取同侧阳光穴，常规针刺，留针 10 多分钟，手法补。

疗效：当时疼痛消失，功能恢复，活动自如。

腰痛急性发作

案 1：王某，女，65 岁，某医院护士长。腰部因受风寒致气血堵塞而痛。

患者自述：9 月的一天晚上，我腰部突然疼痛，越来越严重，很快就不能动了，非常痛苦。领导把万大夫请来，她了解我的病情以后，只在我两手背上用小小的两根针，轻轻地、毫无感觉地刺进我的手背。待了片刻，我活动一下腰部，疼痛已减轻，她又捻捻针，叫我站起来，我就不由自主地站起来了。我试着往前走了五六步，腰一点也不疼，我前后左右活动腰部，都很自如，就这样当场治愈了。

针刺治疗：取双侧阳光穴，常规针刺，留针10分钟，手法以补为主。

疗效：当场基本治愈。

案2：刘某，男，42岁，干部。

患者自述：1990年5月的一天，我的腰突然越来越疼。身体不能活动两天多，坐不下也起不来，更不能上班。请万大夫针灸医治，在两手的阳光穴上扎了两针，10分钟后，万大夫说："你站起来吧！"我心想我怎么能站起来呢？两天都没敢动弹，结果我一站就真的站起来了。腰部疼痛已经消失，前后左右活动都能较自如，当时我的心情豁然开朗。针灸可真行啊，从那以后，直到今天已经20多年了，我的腰再没疼过。今天见到万大夫，想起当年的情况，仍然记忆犹新。

针刺治疗：取阳光穴，常规针刺治疗，留针20分钟左右，手法补。

疗效：当场治愈。

案3：张某，男，36岁。

患者自述：万大夫是我的街坊，有一次在电梯里，她看见我蹲在那里，就问我："别人都站着，你怎么蹲着啊？"我说："我腰疼极了，站不了。"她说："嗨，腰疼啊！你回家等着，我拿针去，给你治疗一下。"她到我家见我坐在床边不敢动，就在我两手背上扎了两针，片刻后，她让我站起来，我一下就站起来了。我惊奇地说："啊！我怎么站起来了？太好了。"从那以后，我再也没犯过腰痛。

针刺治疗：取阳光穴双侧，常规针刺，留针10分钟，手法补。

疗效：一次治愈。

案4：赵先生，男，53岁，厨师。

2010年6月的一天，我家楼上的赵先生洗完澡以后坐在床边，腰疼得不能动了。他们家人都很着急，他爱人急忙到我家请我给他医治。当我到他家时，他坐在床边一动不动，头也不敢抬，看我都不能直视。

针刺治疗：取阳光穴，常规针刺，留针10分钟，手法补。

疗效：进针片刻后他的身体就逐渐放松了，能活动了，活动度逐渐加大，大约20分钟以后他就完全可以活动了。

案5：李女士，75岁，干部。

患者自述：由于受子宫脱垂的影响，我腰疼已有三四年，平时持续不断地疼，走路时更明显，弯腰也疼，时轻时重，总也不好，很是痛苦，曾经多次在医院治疗，但久治不愈。万大夫在给我治疗子宫脱垂时，顺便给我治疗了一下腰，她在我两手背上各扎了一针，片刻后，我活动了一下腰，感觉轻松多了。万大夫又实施了手法，我活动时腰已经不疼了，双手都能摸到地。

针刺治疗：取双侧阳光穴，常规针刺，留针10分钟，手法补。

疗效：当时基本治愈。

案6：赵某，女，56岁，工人。

患者自述：我患严重的肾阳虚2余年，手脚平时总是冰凉。多年来腰部经常疼痛，时好时坏，阴天下雨时疼得更厉害，腰部功能严重受限，弯腰活动时很疼，曾经多方治疗，疗效甚微。

针刺治疗：取双侧阳光穴，常规针刺，留针10分钟，手法补。

疗效：进针以后，患者腰部及全身感觉热乎乎的，非常舒服。经过两次针灸治疗，上述症状基本消失。

腰部扭伤

2011年9月中旬，一连4天有4个人，三男一女，因各种原因，腰部均扭伤，疼痛严重，不能直腰，不敢活动，不敢大弯腰。他们都是掐着腰，紧皱着眉头，很痛苦地来就诊。4 个人均取阳光穴，当场皆治愈。

又有患者李某，男，79 岁，退休干部。

患者自述：有一天在练习养生操时闪着腰了，90°的大弯腰不能做了，右侧腰部非常疼痛，走路很艰难，万大夫在我右手背上扎了一针，马上见效，基本不疼了，能直起腰来了，前后左右活动时疼痛消失，能自如地活动了。

针刺治疗：快针，强刺激阳光穴。

疗效：一次治愈。

腰背部寒凉性疾病

案 1：吴某，男，54 岁。

患者自述：背部寒凉 2 年。两年以来后背总感觉凉飕飕的，像有风吹似的，穿衣多时也不行，还是很冷，就算在炎热的夏天也是如此，很难受，多次到医院就医，拔罐或服用中、西药均无效。

针刺治疗：取双侧阳光穴，常规针刺，留针 20 多分钟，以补为主。

疗效：针刺后，背部先感觉凉，然后逐渐温暖、发热，很舒服，一次治愈。

案 2：王某，男，50 岁，干部。

患者自述：背部寒凉 2 年多，总感觉凉飕飕的，特别冷，经常拔罐，但是没有好，非常难受，感觉很痛苦，很无奈。

针刺治疗：取双手阳光穴，常规针刺，留针 20 多分钟，用补法。

疗效：一次基本治愈。

突发肩颈痛

案：吴女士，65 岁，干部。

患者自述：2011 年 11 月的某天早上，我起床后突然感到右脖子连着肩胛骨处的筋很疼，头不能后仰，不能左右转动，到了晚上疼得更厉害了，怎么躺脖子都疼，一晚上都没有睡好觉，第二天早上问题更严重了，头一点也不能动了，于是赶紧请万大夫给我扎针，她用两根又小又细的针分别扎在我的两手背上，只一会儿的工夫，我的脖子就可以左右转动了。第二天又扎了一次，我的脖子就完全好了。小小的银针真是太神了！

针刺治疗：取阳光穴。

疗效：两次治愈。

扩大印堂穴治疗范围

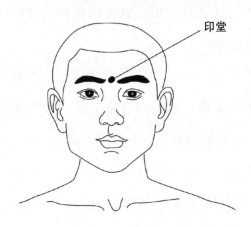

印堂

印堂穴在两眉之间，属于督脉，不偏不倚，不上不下，便是此穴。印堂穴在督脉上，脊柱是督脉的必经之路，所以无论是颈椎、胸椎、腰椎，还是腰骶部以及尾骨，因气血不通引发的疼痛，针刺印堂穴就能使气血畅通，气血一通，脊椎上各个部位的疼痛就会完全消失。

颈椎病无论属椎间盘突出、滑脱还是椎管狭窄等，取印堂穴就可以改善甚至治愈。以下有实例可供参考。

无论是脊柱上某一点，还是某一段气血不通引发的疼痛，针刺印堂穴，都可使督脉震动疏通，气血一通，必然不痛，这是我给很多脊椎病患者治疗后所积累的经验，疗效很好。

取印堂穴，由此从上往下进针 0.5 寸多。印堂穴可以治疗多种疾病，如治疗脊椎上某一点疾病的时候，哪侧腰痛，针就偏向哪侧。下面只说用印堂穴治疗颈椎病：

多数颈椎病患者的症状都是头疼、头晕、脖子僵硬不适，有的不能后仰，有的肩背疼痛。用针刺印堂穴的方法治疗，效果又快又好。我治疗过两位特殊患者，一位患颈椎病 20 多年，只能低头，不能抬头，另一位患颈椎病已 10 年，只能抬头，不能低头，经过针刺印堂穴为主的治疗，都基本治愈了。

案 1：一针印堂除七患。

2019 年 5 月 7 日，在深圳正安文化太极教室，我一边教学，一边为学员黄某(女性, 44 岁, 自由职业者)治病。黄某患有多种问题——左肩酸痛，左手臂酸麻，左腰酸痛，左脚微麻，尾骶骨痛以及左侧坐骨神经痛，施针之后，当场疼痛消失，活动灵活，功能恢复，后来她反馈阴部瘙痒也好了。

一针除七患，彰显"万一针"针法时效与实效，对于学习"万一针"针法的学生来说，这是最好的教案，对于有相关问题的患者来说，这是最好的医案。

案2：李某，男，43岁，司机。

患者自述：13岁时因患不明原因的疾病做过腰椎穿刺，从那时起有了腰痛的后遗症，平时腰总是有些疼痛。长大后做司机，腰部疼痛加重，发作次数逐渐频繁，经常难受不适。

针刺治疗：印堂穴，常规治疗，留针20分钟，手法补。

穴解：印堂穴是督脉上的穴位，督脉贯穿整个脊椎，脊椎上任何气血不通之处都可以取印堂穴疏通经络，去除病痛。

疗效：当时腰部疼痛消失，功能恢复，向前后左右弯腰，没有任何疼痛和不适。远期疗效很好，没再犯过病。

案3：文某，女，19岁，学生。

患者自述：4年前腰部受过伤，后来一直疼痛，现在疼痛加重，弯下腰就不易直起，睡觉时不能平躺，躺下后起不来。颈椎部位也经常疼痛，头部活动受限，久治不愈。

针刺治疗：取印堂穴，常规针刺，留针25分钟，手法补。

疗效：进针25分钟后，患者颈部、腰部及两侧疼痛全部消失，当场弯下腰后能够顺利直起，躺下后起来也很自如，全身感觉很舒服。患者对他妈妈说："这奶奶真神了！在我脑门上只扎了一针，就把我好几种病都治好了。"

案4：许某，男，78岁，高级记者。

患者自述：我患腰椎滑脱、腰椎间盘脱出、腰椎管狭窄已8年左右，经常疼痛，不能弯腰，腰部活动受限，特别是走路的时候疼痛加重。经常去各大医院治疗，均无济于事，专家说此病是治不好的。

针刺治疗：取印堂穴，常规针刺，留针10分钟，手法补。

疗效：进针后腰部疼痛逐渐消失，腰向前后左右活动时都比较灵活，患者当时就感觉已完全恢复，很是激动，后来走路时腰也不觉得太疼。一共治疗了3次，基本治愈。

案5：朱某，女，59岁，干部。

患者自述：3年以来，腰背靠近脊椎部位处非常疼痛，总有不适感，夜间翻身很困难，需要坐起来再躺下才能翻身，不能久站，不能劳累。期间跑遍了各大医院，试过很多治疗方法，但至今未好。

针刺治疗：印堂穴透左右攒竹穴，常规针刺，留针30分钟，手法补。

疗效：疼痛逐渐消失，活动自如。远期疗效也很好。

案6：赵某，女，56岁，教授。

患者自述：长年腰椎不适，不能弯腰和用力，随时就不能动了，夜间睡觉不能翻身，影响睡眠，经常用止痛膏，效果不佳。后来万大夫给我针灸，没想到只扎了一针就很有效，能弯腰，能蹲下，左右扭摆也可以，活动自如，感觉很舒服，一针就解决了困扰我多年的腰椎病。针灸太神奇了。

针刺治疗：取印堂穴，常规针刺，留针10分钟。手法补。

疗效：当场治愈。

案7：何某，女，72岁，会计师。

患者自述：我脖子平时就很痛，头部活动受限，已经20多年了，曾做过小针刀、理疗、针灸、牵引、贴膏药等治疗，但症状越来越严重，现在头一点也不能向后仰，向后仰时晕得厉害，后来又出现头不停地摇动，左侧背部经常疼痛已有3个月，最近又出现双手麻木。

针刺治疗：取印堂穴，常规针刺，留针10多分钟，手法补。

疗效：进针后头即能向后仰，可达到 40° 左右。患者感觉颈部轻松了很多。第二次治疗时病情已大有好转，头向后仰时已不晕了，也不摇摆了，左背部疼痛减轻。共治疗 5 次，基本痊愈，患者感觉良好。

案 8：张某，男，40 岁，工程师。

我有一次给翁女士出诊，正好赶上她大儿子来看她。他本想骑车来，因为尾骨疼痛已月余，上车以后尾骨疼痛剧烈，骑不了车，只好推着自行车来。我听后就顺便给他做了治疗。

针刺治疗：取印堂穴，常规针刺，留针 10 分钟，手法补。

疗效：进针 10 几分钟后，尾骨疼痛逐渐减轻，直至完全消失。患者走时就骑着自行车回去了，一次治愈。

案 9：周女士，67 岁，干部。

患者自述：2 年以来，颈部总感觉疼痛不适，时轻时重，头不能向后仰，只能平视，向后仰就特别疼。颈部周围也疼痛。久治不愈。

针刺治疗：取印堂穴，常规针刺，留针 10 分钟，手法补。

疗效：进针后颈部疼痛逐渐减轻，15 分钟后颈部疼痛完全消失，头可随意后仰，已不疼，向左右活动也很灵活。一次治愈。远期疗效良好。

案 10：唐某，女，30 岁，家庭主妇。

患者自述：2 年以来背中部总感觉疼痛不适，劳累以后更疼，弯腰或向后仰时疼痛更加明显。

针刺治疗：用补法，以手按揉印堂穴约两分钟。

疗效：一次治愈，以后再也没疼过。

案 11：我有一次乘电梯，42 岁的电梯管理员何女士对我说："万大夫，你瞧我这儿怎么那么疼啊？我想到医院去看看。"她指的部位是第 7 胸椎稍靠右一点，触摸无异常，但有压痛。我对她说："我先给你治一治，好了你就不用上医院了，省得你请假，还要扣工资。"我就在她的印堂穴上点穴，揉了一会儿，她说："好多啦！"我又揉了一会儿，她扭一扭背部，高兴地说："哎，不疼了，我不用上医院了。"

第二天她见到我说："真谢谢您，我再也没疼，已经好啦，用不着上医院了，您给我省了好多事。"

案12：范某，女，42岁，干部，东北人。

患者自述：15年以来颈椎、腰椎一直疼痛不适，有时疼痛难忍，严重时两眼发黑，头部向前后左右转动都会很疼，还会感到双肩疼痛、沉重，严重影响睡眠。曾接受拔罐、牵引、刮痧、按摩等治疗，还服过中药，疗效不佳。

针刺治疗：取印堂穴，常规针刺，留针10分钟，手法补。

疗效：患者感到颈背部轻松很多，头部活动时感觉很灵活，双肩沉重感消失，睡眠质量也有提高。经过6

次针灸治疗，基本治愈。

案 13：林女士，43 岁，东北人。

患者自述：我的颈椎病已 12 年之久，老厉害了，总也治不好，病情时轻时重，头不能向后仰，向后仰就感觉头晕，脖子疼。仰头时间稍长，脖子就老痛了。

针刺治疗：取印堂穴，常规针刺，留针 10 分钟，手法补。

疗效：进针后几分钟患者就能活动脖子，头向后仰时脖子不疼了，并能仰到极限。一次治愈。

案 14：吴女士，56 岁，职工。

患者自述：颈椎疼痛，活动受限，低头、仰头均不自如，时间长达 5 个月左右。2008 年，请万大夫针灸治疗，她用一根银针刺入我的两眉之间，入针时没有疼痛感，感觉整个额头发胀，几分钟后试着活动颈部，前低、后仰的幅度都较之前加大了许多，针灸 10 分钟左右，活动不便的颈椎基本恢复正常。

针刺治疗：取印堂穴。

疗效：一次治愈。

案 15：某女士，38 岁。

患者自述：我有颈椎病 1 年多，头不能向后仰，向后仰的时候脖子会非常疼，头晕，很不舒服，颈背部有牵拉感。平时都很难受。

针刺治疗：取印堂穴，常规针刺，留针 20 分钟，手法补。

疗效：扎针以后，头向后仰时疼痛逐渐减轻，向后仰的幅度增大，疼痛完全消失，头晕也好了。起针后头向后仰的程度可以达到极限，且没有任何不舒服的感觉，恢复良好。

手三里穴治疗范围的扩展

手三里穴是手阳明大肠经的一个穴位，在曲池穴下2寸，在针灸学书中谈及手三里穴的主治范围只是肩臂疼，上肢不遂，腹痛，吐泻。

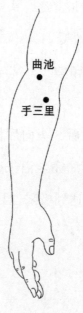

通过我多年的针灸实践发现，针刺手三里穴不仅能治疗以上提到的疾病，还可以治疗痔疮、脱肛、结肠炎，

疗效都很好，基本都能治愈。

针灸治疗痔疮的优越性有很多，可以免除手术治疗带来的高额医药费，还可解除手术时病人不堪忍受的痛苦。还有，由于痔疮的患病部位太过隐私，无论男女都难以接受西医的诊治。针灸治疗只要说清楚症状，分辨出是外痔、内痔，还是混合痔。

取手三里穴针刺治疗痔疮的优点很多：创伤极小，没有痛苦，不用住院，不影响工作和学习。故不论男女老少，都愿意接受针灸治疗。有效率和治愈率都很高，治愈率达98%。

案1：赵某，女，30岁，公务员。

患者自述：我患混合痔已5年。外痔核稍大者大于黄豆，小的有绿豆大。5年以来肛门疼痛和瘙痒困扰着我，在饮食方面也不能随意，不能吃辣椒等刺激性食物。近一年来病情又有新的发展，常出现便后滴鲜血的现象。

针刺治疗：取双侧手三里穴，常规针刺，每日1次，留针30分钟，期间可以提插捻转，增加力度。

疗效：患者诉第一次治疗后，出血已经止住，疼痛、瘙痒的症状减轻了。治疗 1 个疗程以后，大痔核只剩下一层皮了，小痔核已被吸收，该患者的混合痔彻底被治愈。

案 2：郭某，男，64 岁。

患者自述：我患外痔有半年了，在肛门 3 点和 6 点处各有一个黄豆粒大的痣核，近半个月以来，肛门感觉非常瘙痒，而且很疼，曾到专科医院就诊，行上药、服药等治疗，但病情不见好转。大夫要给我做手术，被我拒绝。

针刺治疗：取双侧手三里穴，治疗情况同上。

疗效：患者表示治疗效果很好，症状减轻，针灸治疗 7 次以后，肛门疼痛、刺痒感基本消失，痣核只剩下一层皮。

案 3：高女士，56 岁，退休工人。

患者自述：我患外痔 20 年左右了，大的痣核有花生米粒大，小的痔核有黄豆粒大，肛门处经常疼痛，瘙痒难忍，劳累或吃了刺激性食物后症状加重，更加难以忍受。

我经常清洗患处，一天要洗 3 次，真痛苦。

针刺治疗：取双侧手三里穴，常规针刺，留针 30 分钟，手法为平补平泻。

疗效：针刺三四次以后肛门处疼痛和瘙痒的症状大大减轻，经过一个疗程（10 次）的针刺治疗，大痔核逐渐变软，肿胀消失，只剩下一层皮，小痔核被吸收了。

案 4：苗某，男，36 岁，工人。

患者自述：9 年前发现肛门内有不适感，后来发现便后肛门没有完全回收，露出的部分越来越多，近 1 年越来越严重，肛门脱出约有 3 厘米。曾到大医院就诊，大夫要给我做手术，被我拒绝了。

针刺治疗：取手三里穴，常规针刺，留针 30 分钟，手法为平补平泻。

疗效：针刺治疗后就见效了，便后肛门脱出部分越来越小，经过一个疗程的治疗，脱肛问题基本解决。

附：我对针灸治病针刺数量过多的看法。

我认为，一针治疗一个病或多个病对病人非常有利，因为病人已是病态，虽说我们是在给病人治疗疾病，但是在治病过程中，也会对病人的身体、精神带来一些损伤。用针灸给病人治病时，针数越多，创伤越大，损伤越多，越伤元气。据我的所见所闻，扎针数量太多，非但不能治愈疾病，还会使抵抗力下降，体质越来越差，身体越来越虚弱，甚至上不了班。

尽量少扎针，这样做对病人有很多好处，所以我一向取穴很少，尽量做到少而精，保全患者的元气。

一针治愈一种或多种疾病

案1：向某，女，30岁，美容师。

患者自述：半个多月以来感觉左侧肋下有一部位总是疼痛，有按压痛，深呼吸时疼痛更明显。半年以来左侧腰部时常感觉疼痛不适，弯腰等活动受限，不敢用力。

针刺治疗：取左侧内关穴，常规针刺，留针20分钟左右，手法补。

疗效：进针后半小时左右，左肋下疼痛最先消失，后症状全部消失，患者左侧腰痛也同时得到治疗，腰部向前后左右活动时都很自如。

案2：王某，女，38岁，公务员。

患者自述：我有好几种病。腰椎间盘脱出，经常疼痛，走路不自如，总要扶着腰，腰部感觉发紧，怕凉喜温；双脚很长时间以来总感觉冰凉，跺脚时舒服一些；右侧背部也疼痛很久了；右侧坐骨神经痛，平时不能干重活，不能弯腰，弯腰时间稍长一点就会疼，直不起腰来。曾多次到医院就诊，做过牵引，还多次输液，注射维生素 B_1 和 B_{12}，用过很多治疗方法，疗效甚微。

针刺治疗：取印堂穴，常规针刺，留针 20 分钟，手法补。

疗效：进针以后先感觉腰骶部发热，渐渐地双脚都有发热的感觉，腰部疼痛完全消失，右侧背部已不疼，右侧坐骨神经痛基本消失。患者全身感觉轻松无比，如释重负，一边走动一边自言自语地说："真好，真好，真神了！"

案 3：朱某，女，49 岁，广州人。

患者自述：近日感觉头不舒服，活动时脖子有些疼；腰最近也疼，活动时疼痛明显；双膝关节炎，因北方天气较南方凉，感觉疼痛不适。

针刺治疗：取双侧阳光穴，常规针刺，留针 20 分钟左右，手法补。

疗效：留针 20 分钟以后患者开始活动，自觉脖子很舒服，腰不疼，双膝关节活动时已不觉疼痛，比未病时还灵活，患者诉感觉真的很好。

案4：张女士，52岁，门诊部职工。

患者自述：2008年7月的一天，我下楼时因天黑不慎滑倒，左脚扭伤，立刻出现红肿、瘀血，休息几日后虽能下地走路，但仍肿得厉害。正巧遇上万大夫，在大街的凳子上，她用针灸给我治疗，肿胀眼看着消退了，围观的几个人都睁大眼睛看着，一致称赞太神了，一针就消肿了。

针刺治疗：患侧丘墟。

疗效：一次治愈。

案5：朱女士，59岁，退休干部。

患者自述：我患背肌劳损30多年了，肩颈也总是酸痛，使我不能长时间站立，睡觉时翻身费力，严重时不能翻身，睡觉躺不下。另外这十来年由于体寒，大腿总是感到很冷，如同冰棍，晚上更明显，使我难以入睡。经过万大夫的针刺治疗，仅2次，每次扎两三根银针，就将我身上这些病痛全都解除了。现在我的身体感觉轻松多了，睡觉时翻身也自如了，大腿再也不感觉冰冷了，这使我十分高兴。

针刺治疗：取双侧足三里、阳陵泉。

疗效：两次治愈。

案6：杨女士，40岁，护林员。

患者自述：我两年以来胸部右上方有一处总感觉疼痛不适，时轻时重，按压和呼吸时疼痛明显，曾上医院检查，未查出局部异常，所以没有得到治疗。万大夫用一根小小的银针在我的右手腕上轻轻一扎，没有感觉到疼痛治疗就结束了，我当时就感觉不疼了！从此再没疼过。

针刺治疗：取右侧内关穴，常规针刺，留针10分钟，手法补。

疗效：一次治愈，后未再复发。

案7：义诊半天，治愈17人，只用17针。

2019年10月9日，我参加了北京市缸瓦市教堂义诊活动，多数患者是50岁以上的中老年人，差不多都有头脑不清晰，肩颈僵硬疼痛，视物模糊不清，腰痛、腿痛、足跟痛等病证，患病时间都很长，病情比较严重。

其中有位老人，同时身患五种疾病。展某，女，82岁。老人家近90°大弯腰，挂拐杖来到现场，她自诉眼睛看不清、睁不开，双眼眯成一条缝，头脑不清楚，肩背疼痛。用"三一"疗法，只取印堂一个穴位，施展手下功夫，对眼睛、头脑、肩背、腰及腿部的五个病证分别进行调理。随着治疗的进行，展女士不断反馈，说眼睛睁开了，一下子明亮了，能够看得清清楚楚，觉得头脑清晰了，肩背不疼了，然后腰也直起来了，我让她走一走，她直起腰，走了五六步，惊喜地说："呦，我怎么长个子啦，我怎么高了？"展女士弯腰挂拐很久了，一下子能直起腰走路，非常开心。我让她试试坐下再站起，她也很利落完成了。目睹展女士这样一个个明显的变化，现场群众不时发出阵阵惊叹。

后来，随访了几个病人，他们都很高兴，反映病情都没有复发，表示很满意。当时现场有人统计了患者的人数以及我用的针数，治疗患者 17 人，使用 17 根针。

这次教堂义诊的情况，展现出了新创"三一"疗法治病的不同凡响和魅力，确实做到了有百利而无一害。

案 8：深圳四患者当场症状全部消失。

2019 年 5 月，我在深圳授课之余，一学员介绍四个患者来看病，四人都是当场症状全部消失。

其一，男士，长期头痛。自诉经常因头痛到医院去就诊，但是不见效，仍然疼痛不止，影响情绪和工作。我取印堂穴一针并施以独特的手下功夫，当场一针就给他治好了，他非常激动，高兴得不得了，一会儿站起来，一会儿坐下，一会儿出去，一会儿进来，各个体位试验，感觉头都不疼了，神清气爽。

其二，男士，左肩疼痛两年，活动受限，久治不愈。我取印堂一穴，也是一针就治好了。他当时疼痛消失，活动自如。对我表示感激。

其三，网球肘患者，也是应用以上方法，一针症状消失。

其四，年轻女士，自述全身多发疾病不适，其中颈椎病、腰痛，也是一针就治好了，活动灵活。其他各种疾病也明显消失。

一个小时左右治疗了四个人，都是当场症状全部消失，患者非常高兴。这就是多、快、好、省的表现之一。

案9：湖北省十堰市房县义诊热火朝天。

2017年7月27日，我应邀到湖北省十堰市房县亲戚家，那里有三个当地学生要跟我学习针灸。我便自发给周边居民进行义诊，一开始只是小范围治疗，由于效果显著，患者越来越多，络绎不绝。常见病证有头痛、脑鸣、颈椎病、肩周炎、腰痛、胯骨痛、膝关节痛、四肢麻木冰凉，等等。使用"三一"疗法，平均五六分钟治好一例，甚至跟师学员表示记录速度赶不上治疗速度，这充分展示了"三一"疗法的威力。在短短的14天里，我一共治疗450多人。每个人基本都是一针，当场症状消失。如此大的工作量，我的身体吃不消了，由于9月份在京还有授课任务，因此不得不终止在那热火朝天的治疗。

房县为贫困县，因此房县一行我分文未取，完全为我自愿自发组织的义诊。

针灸治疗头晕案例

　　头晕的病因有很多，根据望、闻、问、切诊病，除严重的脑血管病外，一般属肝阳上亢，浊气上升，侵入清窍，致头昏脑涨或高血压，所以泻肝经太冲穴或合谷穴即可使头脑轻松。

　　案1：李某，男，80岁，高级工程师。

　　患者之妻代述：老伴最近头晕得厉害，尤其是晚上，躺下后起来就感觉天旋地转，不能站立，伴恶心难受，已有月余。

　　针刺治疗：泻双侧太冲穴，补足三里穴，常规针刺，留针5分钟。

　　疗效：一次治愈。

　　案2：康某，男，34岁，个体户。

　　患者自述：近1月来头疼头晕，头脑不清晰，同时胃和心脏也感觉很不舒服。

　　针刺治疗：取双侧合谷穴，常规针刺，留针10分钟左右，手法补。

疗效：患者感觉针后有奇效，头立刻就不疼不晕了，头脑很清晰，从内心感到非常轻松愉快，心脏和胃感觉格外舒服。一次治愈。

案3：刘某，女，78岁，护士长。

患者自述：两年多以来我经常感觉头晕，走路时晕得更严重，头总是昏沉沉的，有时会失眠，睡眠质量很差，在别的医院治疗过，效果不明显，很是苦恼。

针刺治疗：取太冲穴，用泻法，不留针。

疗效：针灸两次痊愈。

案4：周某，女，65岁，会计师。

患者自述：半年以来我感觉头总是发晕，头脑不十分清晰，颈椎部位疼痛，头不能往前低，也不能向后仰，总之很难受。

针刺治疗：取双侧合谷穴，泻法，留针20分钟。

疗效：当时头脑感觉清晰、明了、舒服，头部活动灵活，没有不适的感觉，一次治愈。

案 5：白某，男，49 岁，厨师。

患者自述：半个月来我总感觉头晕，头脑不清晰，尤其早晨起来病情更严重。

针刺治疗：取双侧合谷穴，用泻法，留针 10 分钟。

疗效：进针后头晕逐渐减轻，10 分钟后已不头晕，头脑感觉很清晰，一次治愈。

案 6：陈某，男，64 岁，高级经济师。

患者自述：头部感觉不适多年，近两年越加明显，尤其是左侧，有时睡觉时头部像有块石头压着。经万大夫针刺治疗 3 次，头部不适症状已有改善。衷心感谢万大夫。

针刺治疗：取合谷、风池穴。

疗效：基本治愈。

针灸治疗眼病案例

我认为治疗眼疾，不能只在眼睛以及眼睛的周围做文章，因为眼睛和肝、肾及全身都有着直接或间接的关系。首先要滋补肝肾，若肾阴虚则不能滋润眼睛，肝开窍于目，若肝脏气血不足，就不能供给眼睛气血，会出现各种疾病，如近视、眼干涩、老花眼、视神经萎缩等。治法通常采用固本培元，扶正祛邪，标本兼治。

案1：郑某，女，75岁，高级工程师。

患者自述：我双眼总感觉干巴巴的，很涩，没有一点湿润感，没有眼泪，很难受，都20多年了，跑遍了各大医院，始终不能治好，很是无奈。

辨证：肝肾阴虚，眼睛气血亏虚，不得濡养。

治疗方案：培补元气，滋肝补肾，强身健体。

针刺治疗：取穴太溪、三阴交、足三里。

穴解：太溪、三阴交补肾；足三里是全身强壮穴，可增强体质。

疗效：进针几分钟后患者感觉右眼有些湿润，又过了几分钟，感觉左眼比右眼的湿润感还强烈，经过4次治疗，患者双眼能够保持湿润并有眼泪，视力也好了。患者非常高兴。治疗后再也没感觉干涩难受，完全恢复正常了。

案2：何某，女，32岁。

患者自述：两天来我眼睛很疼，结膜和巩膜严重充血，怕光，很难受，影响了工作和生活。

针刺治疗：取双侧曲池，用泻法，留针5分钟。

疗效：治疗2次后基本痊愈，结膜不再充血，眼睛不再疼痛。

案3：高某，男，77岁，高级工程师。

患者自述：2009年在加拿大体检时，发现双眼眼压高，但没有自觉症状。加拿大医生没办法治疗，只给我用眼药水加以控制，一直用了2年，非但没好，最近还发现双眼巩膜、结膜充血，均为深红色。

辨证：肝开窍于目，肝火盛，造成眼压高。要泻其有余，故取太冲穴以泻肝。足三里是强壮穴，有利于眼睛的恢复。

针刺治疗：泻太冲，补足三里，均取双侧，常规针刺，留针 20 分钟，手法补。

疗效：针刺治疗 6 次，眼压降低，巩膜、结膜充血已消失，眼睛已不红，并且血压也跟着下降。

案 4：陈女士，49 岁，个体户。

患者自述：两眼最初感觉有些不舒服，看东西有些模糊，病情进展很快，没过几天，看东西时眼前一团黑，到医院就诊，经眼科大夫检查，确诊为黄斑病变。大夫严肃地告诉我："你得的是双眼黄斑病变，这种眼病要想治愈不太容易，先给你开药、打针吧。"

辨证：黄斑病变以及其他各种眼病和肝、肾、脾都有直接关系，所以三阴交是主穴，涌泉穴更是补肾要穴，足三里是全身强壮穴，百会、风池可疏通经络。

治疗：取穴足三里、三阴交、涌泉、风池、百会，以手代针，以补为主。

疗效：经过 2 个多疗程的治疗，病情大有好转，眼睛不难受了，看东西清楚多了。经过 3 个月的治疗，眼睛完全恢复正常，之前医院的治疗她全没用。

患者亲身体会：本人 4 个月前眼睛突然感觉不适，立刻到医院就诊，经医生的仔细检查，确诊为眼底黄斑病变，根据病情，医生给我开了 1 个月的注射药及口服药，并说明这个病的治疗难度。我听了以后非常紧张和害怕，感到治愈这个病是不可能的了。于是我就找到万大夫，说了我的病情。万大夫说："世上没有治不了的病。"她让我放松心情，并说不打针，不吃药，足不出户，分文不花也能治病。后来她详细地告诉我治疗眼病的有关穴位和方法。我经过一段时间的自我治疗后，奇迹出现了：眼睛里的黑圈基本消失，视力也恢复了，现在我抑郁的心情一扫而光，我真心感恩万大夫。

案 5：义先生，86 岁，退休工程师。

黄斑病变是世界难题，西医目前束手无策。但是通过针灸是可以治疗的，我治疗过六七例黄斑病变，效果都很好。

患者自述：患黄斑病变多年，右眼失明，左眼对面认不出男女。

针刺治疗：扎头皮针，取右侧视区。

疗效：治疗后，能分辨出万医生当天穿的是白领子蓝色上衣，视力有了明显恢复。

案6：针灸可以治疗视神经萎缩。

视神经萎缩也是疑难病，但是通过小小的银针也是可以治好的。

林先生，38岁，警察

患者自述：双眼患视神经萎缩，久治无效，当时两眼视力均在0.01，从沈阳专程到北京治疗眼病。

针刺治疗：取头皮针，双侧视区。

疗效：一个疗程10次之后，双眼视力提升到0.3。

我曾治愈过一个双目失明的小伙子，他去过很多知名大医院，大夫们都说这病治不好，可是通过针灸，他重见光明，走上工作岗位，养家糊口。

针灸治疗呼吸系统疾病

针灸治疗呼吸系统疾病的疗效又快又好，多年来我治愈过很多病人，疗效很好，病人都很满意。

案1：孙某，女，62岁，教授。

患者自述：我以前因患感冒流清鼻涕，感冒好了以后发现鼻子不通气了，尤其是睡觉的时候，鼻子发堵，不由自主地就用嘴呼吸，很快就口干舌燥，必须要起床漱口喝水，一夜不知道起来多少次，根本不能睡觉。白天头昏脑胀，没有食欲，精神不好，心情烦躁。在患病期间用过中药、西药，但是疗效甚微。曾去过各大医院，做过针灸，用过麻黄素，但都无效，痛苦至今。

辨证：风邪侵入，伤及呼吸系统，造成呼吸系统功能障碍。

治法：祛风散寒，疏通经络。

针刺治疗：取穴风池、足三里、百会、合谷，常规针刺，留针半小时，手法补。

疗效：治疗不到 1 个疗程，病人说鼻子已通气，睡眠充足，感觉良好。

案 2：王某，男，76 岁，高级工程师。

患者自述：8 年前患上了哮喘病，期间受尽了哮喘病的折磨，经常咳嗽、喘，夜间咳嗽、喘更严重，呼吸困难，直接影响了睡眠，白天没精神，全身无力，食欲不振，病情越来越重，发展到要用喷雾剂才能呼吸，因为呼吸困难、胸闷，离不开喷雾剂了，必须随身携带，发病时喷雾以缓解病情。

辨证：肾虚，肾不纳气。年老气血亏虚。

治疗方案：强肾补肾，补气养血，扶正祛邪。

针刺治疗：取穴气海、关元、三阴交、足三里、内关、照海。

疗效：通过针刺治疗 5 次，病情逐渐好转，已不用喷雾剂。共治疗 7 次，基本痊愈。

我还曾经治愈一例有 15 年病史的哮喘患者，她跑遍北京各大医院，没有治好，病情越来越严重。她在我这里接受治疗的情况跟上诉患者基本一样，经过针刺治疗一个疗程，病人基本痊愈。

案 3：李某，女，74 岁，高级工程师。

患者自述：15 年来咽喉部位像是有煤球大小的异物，总是咽不下，咳不出，经常疼痛、发痒，不敢吃辣椒、蒜等刺激性食物，经常去医院就医，但久治不愈。

针刺治疗：取双侧内关穴，常规针刺，留针半小时，手法补。

疗效：进针 10 分钟以后患者说："嗓子感觉不痛了，也不痒也不咳嗽，下咽也痛快了。"

案 4：岳某，女，54 岁，教授。

患者自述：由于曾经摔伤，肺部功能紊乱，最近憋气、胸闷、呼吸困难。

针刺治疗：取双侧内关穴，常规针刺，留针 20 分钟，手法补。

疗效：进针后感觉呼吸平稳，20 分钟以后呼吸顺畅，已不憋气、胸闷。治疗时患者感觉很舒服。

案5：李某，男，23岁，工人。

患者自述：我从3岁起就患上了哮喘病，经常咳嗽，有时还喘，咳嗽声音像吹哨子，冬天病情更严重，长大以后参加工作，每年冬天就上不了班，要在家养病，小时候父母一直带着我到北京有名的各大医院就医，药没少吃，钱没少花，但是疗效甚微，久治不愈，非常痛苦。

针刺治疗：取穴肺俞、肾俞、足三里、三阴交、尺泽，常规针刺，留针。

疗效：在治疗过程中，病情逐渐减轻，治疗1个疗程后，患者感觉全身都很轻松，基本不咳不喘了，能上班了。

针灸治疗消化系统疾病

针灸治疗消化系统疾病疗效很好，治疗急性胃痛可以说手到病除，慢性胃病的治疗时间也不长。

案1：王某，男，46岁。

患者自述：2年以来总感觉上腹部胀满，还有下垂的感觉，严重时恶心欲吐。医院诊断为中度胃下垂。

针刺治疗：取双侧攀登穴（天枢穴外1厘米，斜向中脘穴，两侧各一）、双侧足三里穴。留针半个多小时，手法补。

疗效：治疗5次后，病人感觉上述症状大有改善，现已无大碍。

案2：李某，女，58岁，编辑。

患者自述：我从小就脾胃虚弱。从小到大大便都不成形，经常便溏、五更泻，饭后没等到食物消化吸收就排泄出去了，所以我一直非常消瘦。经常到各大医院求医，但至今仍未治愈。

辨证：脾胃虚弱，气化不利，不能健运。

针刺治疗：取穴双侧足三里、阴陵泉、三阴交。

穴解：足三里穴可加强脾胃功能，又是全身强壮穴。阴陵泉、三阴交这两个穴有加强脾胃功能的作用。

疗效：一共针刺治疗 5 次。上述症状基本好转，大便也成形。

案 3：李某，女，32 岁，个体户。

患者自述：我患胃病已 3 年之久，经常疼痛难忍，有时恶心、想吐，有时疼得走不了路，需要蹲下休息后才能再走，经常到各大医院就医，服用治疗胃病的药，久治不愈，很痛苦，影响生活和休息。

辨证：此乃胃寒热失调。胃主降主纳，该患者有饮酒嗜好，造成胃气上逆，恶心欲吐。

针刺治疗：取穴双侧足三里、内关。

穴解：足三里穴是胃经的合穴，又是全身的强壮穴，内关穴可调节胃功能。

疗效：针刺治疗 6 次，基本痊愈。

案 4：许某，男，30 岁，服务员。

患者自述：因吃凉食引起腹部剧烈疼痛，腹泻不止，一天 20 多次，已经两天了。

辨证：因吃凉食造成胃阴阳、寒热失调，故有上述症状。

针刺治疗：取双侧足三里穴，常规针刺，留针 30 分钟，手法补。

疗效：进针后患者感觉腹部疼痛逐渐减轻，20 分钟后疼痛完全消失，腹部以及全身产生一种特别舒服的感觉，患者异常高兴。当场痊愈。

案 5：孟某，男，35 岁，厨师。

患者自述：我患胃病已有五年，最近因吃凉食引起胃部严重的疼痛，已有两天，影响食欲和睡眠，还影响工作。

针刺治疗：取右侧合谷穴。

疗效：当场治愈，胃部疼痛消失，感到温暖而舒服。

案 6：徐某，男，26 岁，物业人员。

患者自述：3年以来，我胃部总感觉不舒服，无规律的疼痛经常发生。白天、夜晚都会发作，饥饿的时候疼得更厉害。跑遍北京各大医院，看过不同的专家、教授，中西药吃了很多，根本没治好。

针刺治疗：取穴双侧足三里，留针30分钟，手法补。

疗效：针刺后患者感觉胃部舒适，疼痛减轻。患者高兴地说："三年来我的胃从没有这样舒服过。"共治疗6次，痊愈。

案7：蔡某，男，16岁，中学生。

患者自述：食欲不振，饭量很少，不想多吃，已月余。

针刺治疗：取穴双侧足三里。

疗效：治疗四五次，食量猛增，吃得又香又多。

针刺内关穴治疗肋间神经痛

肋间神经痛比较常见，根据望、闻、问、切不难诊断，而且只用内关一穴一次一针即可治愈。为什么要取内关穴来治疗肋间神经痛？因为著名的针灸五要穴歌诀说："胸肋若有病，速与内关谋。"通过大量临床实践，证明治肋间神经痛取内关一穴是完全可以治愈的。

案1：任某，女，50岁。

患者自述：半年多以来，胸左上部3～4肋间有一痛点，被诊断为肋间神经痛，深呼吸的时候疼痛较重，手压时也有痛感。在医院经过输液、理疗、打针等多种方法治疗，均无效，依然疼痛。

针刺治疗：取左侧内关穴。

疗效：当场治愈，疼痛完全消失，没有了压痛感，深呼吸时该处已不痛，恢复了正常。

案2：相某，女，73岁，高级工程师。

患者自述：9月的一天，我早晨起床后，突然发现胸骨柄右侧软骨高出皮面,并有压痛,呼吸时也感到疼痛。

诊断:胸骨右侧软骨炎。

针刺治疗:取右侧内关穴。

疗效:当时就明显消肿,压痛减轻,2次治愈。

案3:张某,男,56岁,工人。

患者自述:左胸部有一处总感觉疼痛,深呼吸以及活动时疼痛明显,有触摸痛、压痛,病情已有1年,被医院诊断为肋间神经痛,但没办法治疗,因此我有精神负担。

针刺治疗:取患侧内关穴。

疗效:进针后患者感觉痛处很快缓解并痊愈了。

案4:黄某,女,48岁,会计。

患者自述:胸部右上正中处疼痛已有1年,活动和深呼吸时感觉更明显。被医院诊断为肋间神经痛。

针刺治疗:取右侧内关穴。

疗效:进针10分钟后疼痛消失,活动自如,没有不适的感觉了。

案 5：杨某，女，42 岁，护林员，住海南。

患者自述：右胸部第二、三肋骨之间的中部有一压痛点，深呼吸时较明显，疼痛已持续了 2 年，曾多次到医院就诊，做过很多治疗，但始终无效。

针刺治疗：取右侧内关穴，常规针刺，留针 30 分钟，手法补。

疗效：疼痛消失，无不适的感觉，一次性治愈。

案 6：李女士，45 岁，售货员，住海南。

患者自述：右侧第五、六肋间中部有一压痛点，深呼吸或活动时疼痛明显，患病时间已有 2 个月。

针刺治疗：取右侧内关穴，常规针刺，留针 10 分钟，手法补。

疗效：一次治愈。

针灸治疗泌尿系疾病

多年来，找我治疗尿频、尿急的患者非常多，这个病是常见病、多发病。我用针灸治疗效果不错。我的治疗思路是补肾强肾，强身健体，补气养血。

案 1：肖某，男，66 岁，高级工程师。

患者自述：8 年前，我开始尿频、尿急，之后病情越来越重，经常跑各大医院，找名医，服各种西药，进行打针、输液等治疗，但疗效甚微。近半年来，病情迅速发展，小便次数越来越多，越来越急，即使在家，离厕所就几步远，有时都来不及，尿裤子里了。每天夜里最少要起来 5 ～ 6 次，最近几个月更严重，每夜要起来 10 多次，我的身心健康受到了很大的损伤。

治疗方案：固本培元，扶正祛邪，补气养血。

针刺治疗：取气海、关元、足三里、三阴交、照海等穴位，手法均补，均对称取穴。

疗效：针刺后，尿频、尿急的症状大有改善，共针刺治疗 6 次，治后每天夜间起来两次。

案 2：李某，男，60 岁，高级工程师。

患者自述：我尿频、尿急已有 7 年多，近一年来病情逐渐加重，白天离厕所很近也不能控制，经常尿裤子，很是尴尬，夜间小便次数很多，最多要起夜 12 次，最近越发严重，小便已失禁。

辨证：肾虚，肾气不足，体质下降。

治疗方案：固本培元，扶正祛邪，补肾强肾，加强体质。

针刺治疗：取穴气海、足三里、三阴交、照海。

穴解：气海补气，足三里是全身强壮穴，三阴交、照海可补肾强肾。

疗效：夜尿次数逐渐减少，每夜最多起 2 ～ 3 次，病情平稳。

案 3：李某，女，80 岁，教授。

患者自述：我由于多年体弱多病，抵抗力越来越差，近 3 年又出现尿频、尿急，虽然一直在医院接受治疗，但未见明显效果，后来病情发展到小便严重失禁，一天要换10次尿布，每次垫6块。

辨证：肾虚，肾气不足，体质下降。

针刺治疗：取穴足三里、三阴交、太溪、气海、照海。

疗效：针刺后，患者小便失禁的情况一天比一天缓解，治疗4～5次就能控制小便，一个多疗程（10次）后，每天只换一次尿布，基本治愈。

针刺阳陵泉穴治疗肩周炎

为什么要取阳陵泉穴治疗肩周炎呢？因为阳陵泉穴是足少阳胆经的合穴，而足少阳胆经的循行路线就经过肩部。

案1：王女士，56岁，教授。

患者自述：我患右侧肩周炎已有半年，右侧上肢不能高举，手臂也不能背后，活动时疼痛加重。

针刺治疗：取患侧阳陵泉穴，常规针刺，停针10分钟，手法补。

疗效：进针后疼痛感逐渐消失，10分钟后疼痛完全消失，患侧上肢可轻松地举过头部，手臂背后时也感觉轻松舒服，可以达到极限。

案2：韩某，男，65岁，教授。

患者自述：我患左侧肩周炎已2年，经常疼痛，左上肢活动受限，不能高举，很痛，手臂不能背后。

针刺治疗：取患侧阳陵泉穴，常规针刺，留针10分钟，手法补。

疗效：当时痊愈，疼痛消失后活动自如，左上肢可轻松举过头。患者后来专程谢我说："您真不愧是万一针，我两年的肩周炎之痛，您针灸一次就治好了。针灸太棒了！"

案 3：邓某，女，76 岁，高级工程师。

患者自述：我患左侧肩周炎，经常感觉左肩疼痛、沉重，已有 8 年，活动时更厉害，遇到阴天下雨病情加重，久治不愈。

针刺治疗：患侧阳陵泉，常规针刺，留针 8 分钟左右，手法补。

疗效：进针 8 分钟后，患者当场说疼痛消失了，胳膊也能举过头，自言从未有过如此好的感觉，针灸真的太棒了。

案 4：朱某，女，60 岁。

患者自述：我患右侧肩周炎已 20 多年，右肩持续不断地疼，功能严重受损，活动和提重物时都很疼，持续至今，没少往医院跑，钱也没少花，疗效却不好。

针刺治疗：同侧阳陵泉穴，常规针刺，留针6分钟，手法补。

疗效：患者的疼痛当时就消失了，感觉上肢轻松很多，能够活动自如。一年后患者来电说肩周炎一直没有复发。

针刺环跳穴治疗坐骨神经痛

坐骨神经部位受寒、劳累过度，可造成经络不通，气血流通不畅，就会疼痛。如果只是单纯性坐骨神经痛，只取一个环跳穴就可以解除疼痛，如果疗效不理想，再针刺同侧阳陵泉穴即可。

案1：刘某，女，46岁，售货员。

患者自述：右侧坐骨神经痛已有两年半之久，经常疼痛，累了疼得更厉害，平时感觉两腿寒冷。久坐后站起来走不了路，要等十几分钟后才能正常活动。右腿感觉非常沉重、麻木，很是影响工作和生活。

针刺治疗：取右侧环跳穴，常规针刺，留针15分钟，手法补。

穴解：环跳穴是胆经上的重要穴位，可以祛风散寒，疏通经络，增力。

疗效：针刺后疼痛消失，活动自如，患者感觉格外轻松舒服，远期疗效也很好。

案2：张某，男，42岁，粮店售货员。

患者自述：坐骨神经痛已有4天4夜，夜间疼痛剧烈，严重影响睡眠，白天走路都很困难，勉强扶着墙来医院。

针刺治疗：取环跳穴，常规针刺，留针20分钟，手法补。

疗效：经过4次针刺治疗，患者基本痊愈。

案3：苏某，男，56岁，军官。

患者自述：右侧坐骨神经痛已半年有余，右腰老是疼，时轻时重，走路时手总扶着腰部，弯腰时都感觉很痛，走路姿势不太正常。

针刺治疗：取右侧环跳穴，常规针刺，留针10分钟，手法补。

疗效：当时疼痛消失，活动自如，走路姿势已正常。

案4：刘某，女，73岁，高级工程师。

患者自述：我右侧坐骨神经痛已有12年之久，经常疼痛，行走很困难，非常痛苦。曾在医院针灸治疗40多次，做过好多种治疗，但疗效甚微，至今仍疼痛，很无奈。

针刺治疗：取右侧环跳穴，常规针刺，留针 10 分钟左右，手法补。

疗效：取下针后，疼痛消失，活动自如，当场治愈，以后再无复发。

案 5：杜某，女，65 岁，教授。

患者自述：右侧坐骨神经痛已半年，疼得很厉害，不能弯腰、洗衣服，洗脸时间稍长就直不起腰来，很痛苦。

针刺治疗：常规针刺右侧环跳穴，留针 10 分钟，手法补。

疗效：进针 10 分钟后起针，疼痛消失，活动自如，当场治愈。

针刺治疗浮肿

针刺治疗浮肿疗效很好。我碰到 8 位手脚浮肿的患者，都是当场治愈，旁观者无不称奇："呦，肿消了，真神了。"浮肿表明气血有余，针灸可补其不足，泻其有余。

案 1：乔某，女，73 岁，工程师。

患者自述：两天以来，左手大拇指浮肿得很厉害，感觉肿胀疼痛，手指不能弯曲，功能受到影响。

针刺治疗：取左侧合谷穴，常规针刺，留针 30 分钟，手法泻。

疗效：针刺 30 分钟以后肿胀逐渐消退，局部基本恢复正常。

案 2：康某，女，73 岁，老师。

患者自述：我在半个月以前走路时不小心把左脚崴伤，当时非常疼，然后感觉胀，现在仍然浮肿，走路时疼，脚不敢用力着地。

针刺治疗：取丘墟穴，留针 40 分钟，手法泻。

疗效：进针大约 10 分钟以后，发现皮肤出现皱褶，肿胀也逐渐消退，大约半小时以后肿胀基本消除，疼痛消失，站立时已不觉疼痛。一次基本治愈。

案 3：田某，女，71 岁，退休大夫。

患者自述：一个月以前左脚崴伤，至今仍痛，脚背肿胀明显，用手按有坑，走路比较困难，还有些疼痛。

针刺治疗：取太冲穴（因损伤的位置不同，临床需据病情选穴），常规针刺，留针 30 分钟，手法泻。

疗效：进针后脚背肿胀部位的皮肤逐渐起皱，肿胀逐渐消退，30 分钟后左侧脚背基本消肿，疼痛消失。患者诉左脚感觉比健侧还舒服，走路轻松。

针刺补益气血

针刺气海、三阴交、足三里穴治疗气血亏虚很有效。治疗气血亏虚首先要考虑固本培元，扶正祛邪，增强体质。

案1：彭某，女，68岁，工程师。

患者自述：不知什么原因，经常出现头疼、头晕、全身无力，有时突然昏倒。

辨证：患者平素缺乏营养，全身气血亏虚，头部供血不足，所以出现上述症状。

针刺治疗：取穴气海、三阴交、足三里，常规针刺，留针20分钟，手法补。

疗效：治疗3次，头已不晕，全身逐渐有力，现已恢复健康。

案2：李某，女，81岁，干部。

患者自述：感觉全身无力，精力不足，手拿东西不稳，有些颤抖，双腿无力，走路不稳，不能走远路，不能上台阶，排便无力。

针刺治疗：取穴气海、三阴交、足三里，常规针刺，留针 30 分钟，手法补。

疗效：共治疗 10 次，症状大有改善。

案 3：王女士，58 岁，教授。

患者自述：本人脾胃功能很差，不能食生冷已近 20 年。在工作期间出现了腹部不适、大便次数增多、便溏的现象。曾用艾灸治疗无效，后经万大夫用针灸治疗 4 次就基本好了，肚子舒服了，大便次数也少了，现吃凉食也无妨。

针刺治疗：取穴足三里、阴陵泉、血海，常规针刺，留针半小时，手法补。

疗效：基本治愈。

案 4：罗某，女，46 岁，高级工程师。

患者自述：18 年来我经常出汗过度，尤其是躯干以上部位出汗更多，夜间还有盗汗，经常口干舌燥，需要不断喝水。我从小就大便不成形，总是稀便或溏泻。到医院诊断是脾虚，经过中西医治疗均无效，后经万大夫用针灸治疗，我的症状都好了。

辨证：该患者是虚证、实证同时存在。阴阳、表里、虚实均失调，因此出现上述症状。

针刺治疗：取穴三阴交、足三里、阴陵泉、复溜，常规针刺，留针 10 分钟。

疗效：经过针灸治疗，出汗问题解决了，未再出现稀便或溏泻，基本治愈。

针刺治疗颈椎病

颈椎病和颈椎骨刺是两个概念，它们并不是同一种病。颈椎骨刺，顾名思义，是说颈椎上出现了骨质增生的现象，骨刺比较尖锐，触碰到神经就会有麻木、疼痛感，造成肢体障碍。颈椎病的病理不同于颈椎骨刺。颈椎病是属于人体经络的疾病，在颈椎部位经络不通，气血流通不畅而形成。因为颈椎是人体头部和颈椎以下的躯体进行联络的重要枢纽，此处一旦受阻，不能正常给脑部提供能量，就会使人躺下后起不来，起来时会有头晕、头痛、恶心、站不稳、走不动的症状。

我治疗过 4 个颈椎病的患者，疗效尚好。三个患者是用针刺治疗，一个是以手代针。

案 1：有一天，朋友赵女士来电话说："我头晕得很，您快来给我治治吧。"我马上就来到她家，她勉强打开了屋门，对我说："我去医院看过了，打针、吃药、输液都没起作用，回来一个星期了，就这么躺着起不来，一起来就感觉天旋地转，头痛，恶心想吐，睁不开眼，站不稳，难受极了，您给我治治吧。

辨证：肝阳上亢，浊气上升，侵入清窍，引起严重的头晕。

针刺治疗：取穴合谷、足三里、太冲，常规针刺，留针 30 分钟，手法补泻结合。

疗效：经过 6 次针灸治疗，赵女士的病情一天比一天好，能下地活动了，各种症状基本消失，生活又恢复了正常，她跟朋友开玩笑地说："我又活过来了。"

案 2：李某，女，67 岁。病情大致和前边赵女士一样。在医院治疗完出院后就找我到她家出诊。经过 1 个多疗程的针灸治疗，取穴同上，她的颈椎病就痊愈了。

案 3：李女士，49 岁，会计。也是因为头晕到医院就诊，大夫给她输液，但收效甚微，头晕依然存在，头不能转动，要和身体一块转动才行。我就在她两手上的落枕穴各扎了一针，片刻后她的脖子就能转动了，头也不晕了，她说："真神了，刚才还头晕，脖子不能动，现在都好了。"

案4：赵女士，50岁，经常在陶然亭公园演讲，她说经常自感头晕，脖子难受不适。我只是以手代针点了她的落枕穴，治疗仅1次。1周后她看到我老远就喊："万大夫，我可见到您了，我找您一个星期了，上次您给我治疗后感觉挺好的，脖子不那么难受了，头晕也好多了，劳驾您再给我治治吧。"总共治疗了2次，基本治愈。

针刺治疗耳鸣、耳聋

用针灸治疗神经性耳聋、药物引起的耳聋、老年性耳聋疗效不错。

案1：连某，男，76岁，编辑。

患者自述：3年来一直耳聋，越来越厉害，别人说话听不见，到五官科就诊，主任对我说："你这是老年性耳聋，就这样了，没法治了。"我不甘心，来到针灸科。

辨证：因年岁大，肾虚、气血不足引起老年性耳聋。

针刺治疗：用头针疗法，取晕听区双侧，留针40分钟，期间要捻针。

疗效：经过针灸治疗10次，患者连微弱的手表嘀嗒声都能听见了，已不聋了。

案2：田某，女，73岁，高级工程师。

患者自述：小时候患中耳炎，一直没有治愈，右耳已经失聪，只能依靠左耳来听。如果声音从右边来，就只能转头，十分不便，久治不愈。

针刺治疗：患侧听宫。

疗效：一次治愈。

案 3：刘某，女，66 岁，退休工人。

患者自述：左耳聋，已经两年多，听不到声音，久治不愈。网上看到"万一针"，前来就医。

针刺治疗：取患侧听宫穴，施展手下功夫。

疗效：当场听到声音，清楚明白，非常激动，说："耳聋两年了，一针就治好了，谢谢，谢谢。"

案 4：郑某，男，30 岁，干部。

患者自述：耳鸣 11 年之久，每天不停耳鸣，到夜里根本睡不着觉，像鸟一样叫个不停。曾经遍访名医，都无济于事，非常痛苦。

针刺治疗：取穴肾俞、足三里、三阴交。一个疗程十次。

疗效：基本治愈。这位黎族青年非常高兴，连声感谢万医生。

针刺治疗面神经麻痹

面神经麻痹一般是因遭受风寒而引起的，风寒侵入颜面，造成面部经络不通，神经麻木，损伤了面部组织的正常功能，改变了原来正常的面容，出现嘴歪眼斜的症状，给病人造成很大的精神压力。

这些病人通过针灸治疗，疗效非常好，都恢复了原来的容貌。

治疗方案：扶正祛邪，疏风散寒，活血通络。

针刺治疗：泻太冲，地仓透颊车，下关，太阳。10次一疗程，开始连续针刺3天，然后隔一天或两天再进行针刺，每次2～5针，一般7～8次就可治愈。

案1：李某，女，60岁。

患者自述：夜间开窗睡觉，早晨发现嘴歪眼斜，当即到某大医院就诊。大夫先给输液一个月，后又在这家医院的针灸科治疗一个月，收效甚微。出院后做过多次按摩等治疗，效果不明显。

辨证：阴阳、寒热、表里均失衡。

针刺治疗：取太阳、下关、阳白、合谷、足三里、三阴交、太冲等穴，常规针刺，留针半小时，手法补。

疗效：由于病情严重，之前的治疗太多，且不得当，以致影响了疗效，恢复起来很慢。经过几个疗程的针灸治疗，病人才完全恢复原貌。

案2：高某，女，50岁，工人。

患者自述：下午在电梯里工作时被电风扇吹得嘴眼歪斜，话都说不了。经人介绍找到了万大夫，她给我扎了一针，地仓透颊车，十分钟后才起针。起针后我丈夫说："哎呦，又歪到这边来了。"这就是矫枉过正，万大夫赶紧在对面又扎了一针，我的面部恢复了正常。从此，我的面神经麻痹就完全治愈了。

针刺治疗：患侧地仓透颊车，常规针刺，留针10分钟，手法补。

疗效：一次治愈。

案3：何某，女，52岁，工人。

患者自述：我嘴歪，眼睛也斜，都好几天了，要是治不好，都没法出门，当时我都不想活了。后来找到万大夫，她对我说："能治好，你不用担心，别瞎想。"

针刺治疗：取穴太阳、下关、地仓透颊车，泻太冲、足三里。

疗效：患者病情一天天好转，治到七八次的时候，嘴歪眼斜基本得到矫正，一个疗程结束后，她的容貌完全恢复了，她高兴地对我说："我真幸运碰上了您，真没想到这么快就治好啦。以前的熟人见了我，都不会看出来我得过面瘫。"

针刺治疗双足跟疼痛

案 1：齐某，52 岁，农民。

患者自述：半年来两脚后跟总是持续不断地疼痛，干活的时候更严重。近一个多月走路感觉很困难。最近走路时双脚不敢着地，只能勉强行走。

针刺治疗：取穴女膝（此穴乃作者的经验穴，从足跟中央进针，向内上方）。

疗效：针刺 50 分钟起针，当时即能走路，疼痛消失。一共治疗了 2 次，至今已经 6 年，未再疼过。

案 2：刘某，女，53 岁，退休工人。

患者自述：半年以来，左足跟疼痛，最近疼痛加重，走路困难。

针刺治疗：取患侧女膝穴，留针 30 分钟。

疗效：一次治愈。

针刺治疗双手颤抖

案 1：王某，女，65 岁，教授。

患者自述：双手颤抖已有 3 年，平时双手总是不断地颤抖，抬到水平位的时候抖得更明显。拿东西或者端饭碗的时候抖得更厉害。经常把饭碗掉到地上。

针刺治疗：取穴气海、三阴交、足三里，常规针刺，留针半小时，手法补。

疗效：针刺治疗 5 次以后基本痊愈，手不再抖，拿东西也很稳。

案 2：周某，女，46 岁，工人。

患者自述：拿东西不稳，有时饭碗掉地上。

针刺治疗：取穴气海、足三里、三阴交。均用补法，留针 30 分钟。

疗效：6 次治愈。

针刺治疗面部痤疮

案：严某，男，27岁，工人。

患者自述：我患面部痤疮已6年，都连成片了，还有大大小小的瘢痕，最近几个月更加严重，又出现了许多小疹子，面部颜色发红。用过中药、西药，都不管用。

针刺治疗：取穴双侧耳轮，从外耳轮1刺下，沿皮内刺至耳轮2，留针30多分钟，可以捻针加强针感。

疗效：经过6次治疗，痤疮基本得到控制，面部颜色趋于正常。一共治疗了10次，后未再出现新的痤疮，面部颜色恢复正常。

针刺治疗脱发和斑秃

脱发和斑秃的病因是一样的，只是表现出的症状不一样。脱发是头发全部脱落；斑秃是局部片状脱落，而且露出非常光亮的皮肤，大小不一，脱落的速度很快，大约在 2 周以内。病因都是在患者非常着急上火的情况下发生。治疗方案：镇静安神，固本培元，标本兼治。

案 1：翁女士，43 岁，自由职业者。

患者自述：家中失火，我心急如焚，几天后发现头部右侧出现五六处斑秃，大小不等，斑秃表面非常光滑，看不到毛孔，有的如一元硬币大，有的如玉米粒大，没有不适的感觉。

辨证：着急后伤神伤精，精藏于肾，属于虚证，发是肾之余，所以脱发。

针刺治疗：取安眠 2、足三里、三阴交、肾俞、尺泽等穴，均为双侧取穴，常规针刺，留针半小时，手法补。

局部治疗：首先清洁患处，然后热敷，再用鲜姜或姜汁擦抹局部，再用梅花针扣刺，每天 1 次。大约需要一个疗程。

疗效：4 个月后找不到病发部位的痕迹，和正常头发一样。

案 2：夏某，男，42 岁，干部。

患者自述：我得知家属发生严重的车祸后，没有几天就开始脱发，仅 2 周头发全部脱落，于是频繁跑各大医院就医。服过很多中药、西药，用过 101 生发水，但是头发依然没有长出。

针刺治疗：取穴安眠 2、足三里、三阴交、肾俞、尺泽等，均取双侧，常规针刺。

穴位注射：用胎盘组织浆注射液或维生素 B_1、维生素 B_{12} 注射液，每个穴位的注射量为 0.3～0.5mL。每天 1 次，治疗 1 个疗程（10 次）。

疗效：经过治疗，患者头皮开始松动，慢慢长出了头发。先长出的是白发，以后慢慢变黑。

针刺治疗右侧身体疼痛

案：张某，男，60岁，干部。

患者自述：十年来总感觉右侧腰部至右下肢不舒服，无论什么姿势，躺下、坐着、走路都在疼痛，感觉右边身子短了些，跑遍了北京各大医院，看了名医，吃遍了中药、西药，还贴过膏药，抹过药水，钱花了无数，至今未愈，我已经丧失了治疗的信心，非常苦恼。

针刺治疗：取穴患侧环跳、委中、足三里、三阴交。均为补，每天1次。

疗效：治疗10次，基本痊愈。

患者高兴地说："我真是遇到了大救星，就扎了10次针，治好了多年的病，解决了我的大问题。"

针刺治疗驼背

关于弯腰驼背的问题，我认为病因多样：如大小手术或是外伤造成元气大伤，损失精气，肾气不足等，引起腰腿无力，没有力量支撑腰杆，所以造成弯腰驼背。

治疗方案：培补元气，强身健体，改善气血亏损。

案 1：于某，女，81 岁，退休干部。

患者自述：我腰痛 40 多年了，腰椎侧弯，并患有右侧坐骨神经痛。5 年前做过手术，在腰椎 1～5 节放上了钢板，但仍然痛，腰腿无力，直不起腰，挂着拐棍才能行走，已挂拐 5 年。

辨证：该患者曾做过大手术，大伤元气，使体质下降，属于虚证。

针刺治疗：取穴阳光、气海、足三里、三阴交、照海，常规针刺，留针半小时，手法补。

疗效：由弯腰驼背且需挂拐 5 年到可以扔掉拐棍，只凭针刺治疗 7～8 次就能实现，患者感到喜出望外。

案 2：武某，女，73 岁，干部。

患者自述：8 年前就开始弯腰驼背，走路时只有弯着腰才感觉舒服，直起腰来走路没一会儿，就又不由自主地弯下腰，走路的速度也比较慢，非常难受。多次到各大医院就诊，很多医生都束手无策，很无奈。

辨证：老年性肾虚，体弱。属于虚证。

针刺治疗：取气海、双侧足三里、三阴交、阳光穴，均双侧。手法均为补。阳光穴可疏通经络。

疗效：经过针刺治疗 1 疗程，患者走路能直起腰，姿态基本正常，身体状况也比以前好了很多，感觉精力充沛了。拄拐 4 年，扎针弃之。

案 3：刘某，男，82 岁。

患者自述：我十几年以前就经常腰疼，腰部功能严重受限，很难受。经常跑医院，用过很多治疗方法，但始终未愈，反而越来越严重，甚至走不了路，只能拄拐棍，拐棍也有 4 年了，非常痛苦和无奈。

针刺治疗：取双手背阳光穴，常规针刺，留针 30 分钟，手法补。

疗效：进针以后，患者感觉腰部轻松、温暖、柔和，很舒服。第二天早晨，他的腰能直起来了，感觉良好，能轻松愉快地遛弯了，他的朋友看他的背影又熟悉又陌生，感到很奇怪，当他回头时才惊讶地问："哎！怎么是你。拐棍呢？"他说："我把拐棍扔了，用不着了，这不，我走得不是很好吗。"

案4：刘某，女，65岁，干部。

患者自述：我4年前曾做过髋关节手术，并放入钢板，从此以后身体虚弱，双腿无力，行走困难，直立时腰部难受不适，要拄拐棍弯着腰才能走路，至今已4年有余。

针刺治疗：取穴环跳、足三里、阳光，常规针刺，留针半小时，手法补。

疗效：患者第一次治疗是被别人抱上床的，第二次能自己上床接受治疗，第三次就能直起腰放下拐棍行走60米左右。

共针刺治疗 4 次，患者感觉走路轻松，腿不疼，并能直起腰来走路，可以不用拐棍了。

针刺治疗膝关节疾病

治疗膝关节疾病，绝大部分取经验穴，即内犊鼻穴或外犊鼻穴。进针后向斜对面刺，从骨缝穿过，进针较深，大约 1.5 寸，留针 30 分钟左右。

案 1：王某，女，32 岁。

患者自述：2 周前发现膝关节有些疼痛，过了几天，疼痛越来越严重，夜间也疼，白天走路时更加明显。影响了工作和生活，接受过针灸治疗，但效果不好，现在还是想针灸。

针刺治疗：取穴双侧外犊鼻，手法均为补，留针 30 分钟。

疗效：针刺 2 次后，疼痛基本消失，第 3 次来是为了巩固疗效。

案 2：刘某，女，42 岁，海南人。

1993 年 8 月，我在海南省保亭县行医时，有一位黎族的中年妇女右膝关节炎急性发作，出现了严重的红、肿、热、痛。病人感觉疼痛难忍，县医院大夫叫她住院治疗，她家拿不出住院费，只好待在家中。后来请我到她家出诊治疗。

辨证：患者右膝关节发炎，属实证、热证。

针刺治疗：取血海、梁丘、足三里、阳陵泉、鹤顶等穴位，每次交替使用，常规针刺，留针 10 分钟，手法泻。

疗效：共针刺治疗 5 次，红肿消退，皮肤颜色逐渐趋于正常，疼痛消失，基本痊愈。

案 3：有一天我在街上走路，有一个小伙子热情地和我打招呼。我纳闷他怎么认识我，他说他的关节炎疼了八年，三年前是我针灸 2 次给他治好的。我都不记得了，他说这三年来没再疼过。

针刺治疗；取穴双侧犊鼻，留针 20 分钟，手法补。

疗效：已治愈。

针刺治疗失语两年

案：牛某，男，30岁，家住顺义，个体户。

1986年5月中旬的一天，从我院内科转来一位哑巴男青年，只能用手势表达他的遭遇。有一天他家突然闯进两个蒙面人，一个人搂住他的腰，另一个人强行给他嘴里塞了两个药片，然后仓皇而逃。从那以后，他就再也说不出话了，已经2年了，这使他精神极度压抑，非常苦恼，专门到北京求医。先到内科，大夫看了以后，感到没有办法治疗，就转到针灸科。我在他两侧内关穴上各扎了一针，行针十几分钟，起针后他就能叫妈妈了，恢复后他高兴极了。

针灸治疗疑难病

　　针小功大，小小银针可以治疗疑难病，很多大医院治不了的病，通过这小小银针都能治愈。请看下面实际的案例。

　　案1：年轻小伙子双目失明，针灸治愈。

　　刘某，男，27岁，煤矿司机，家住包头。

　　该患者患眼病后很快就双目失明了，去过三家著名的眼科大医院，大夫对他的眼病看法基本一致，都说治不了，并肯定地说："你们去哪儿也治不好。"可是中国的国宝针灸，竟然让这位心灰意冷、处于极端绝望的小伙子重见光明了。

　　事情还得从头说起，1975年的春天，噩运悄悄降临到这个27岁、身强力壮并且家有妻儿老小的小伙子身上。最初他只是感到眼睛不舒服，就到医院治疗，但效果不佳，然后又到呼和浩特市的医院求治，经过两个月的住院治疗，没能控制住病情的发展，双眼完全失明了。当时主治大夫对他说："你这眼病没法治，就算去天津、上海、北京也治不好。"尽管这样，患者本人和单位领导都不愿放弃治疗。单位领导觉得对一个小伙子来说，失明后生活将要面对重重困难。于是领导派人陪他一起到天津某大医院看眼病。医生经过检查后对他们说："我们的检查、用药、治疗方法和你们之前去的医院是一样的，你的眼睛到哪儿也治不好了，没办法，你们还是回去吧。"出了医院大门，刘某蹲在地上，脸色煞白，他的心情该是多么的难过，一句话也说不出来，只是用眼泪洗刷心中的痛苦。男儿有泪不轻弹，面对这样残酷的事实，谁又能忍得住呢？他们想到北京著名的某大医院治眼疾最权威，于是满怀希望地来到这家医院，但是，大夫经过详细检查后，结果还是一样。大夫说："我这里有 7 个这样的病人，这种病叫原田氏眼病，是治不了的。"同样的结论再次给了他重重的打击。已经是最权威的医院了，还能去哪儿呢？真是到了山穷水尽的地步。后来，他的同事小杜想到了针灸，因为在这之前，小杜左眉毛内侧长了一个蚕豆大的粉瘤，看上去很显眼，我们外科大夫要给他手术切除，被他拒绝了，怕留下大疤痕，后来找我针灸治疗，每次取患侧合谷穴，共治疗 16 次，他的粉瘤完全消失，恢复了他原来的面貌。

小杜又找到了我，向我介绍了刘某的病情，病历记录的检查结果是眼底充血、水肿、玻璃体混浊。

针刺治疗：取穴头针疗法中的视区，捻针 3 分钟左右，不止一次地捻针以加强刺激力度，留针 40 分钟。

疗效：患者第 1 次治疗后，眼睛就有了一些光感；第 3 次治疗后，能模模糊糊地看到门诊部牌子上的字；第 5 次来治疗的时候就不用别人搀扶了，自己能独立行走；第 7 次治疗时就能分辨出迎面走来的是男还是女。

针灸治疗了 1 个疗程，共 10 次，患者回到原某大医院复查，复查结果是眼底炎症基本消失，玻璃体混浊程度已减轻。在散瞳的情况下两眼视力均为 0.3。又经过 1 个疗程的针刺治疗，再去复查，两眼视力均为 0.4。又过了 1 个月复查，右眼视力 0.6，左眼视力 0.5。每次都有好转。做检查的大夫很是奇怪，问他们吃什么、喝什么、住哪里等问题，想总结经验，好治疗他的另外 7 个病人，但是，他俩始终都没说在针灸。最后小伙子重见光明，重新走上了工作岗位。

案 2：针灸治愈严重脑血栓后遗症。

赵某，男，32 岁，厨师。

患者自述：我有脑血栓后遗症 3 年了。吃过很多中药、西药，还在北京某中医医院针灸治疗了 3 年，没管事儿，每次扎得很多，经常一次扎 40 多针。

治疗经过：患者第一次来时精神状况尚好，语言清楚，左手攥得紧紧的，放在左胸上部，左前臂弯曲，呈 45° 角，紧紧贴在左胸部，左下肢走路划着大圈，左脚内翻，不能平放，右手拄着拐棍，典型的半身不遂状态。当我第 1 次给他扎针的时候，他妻子协助掰开他的左手，掰得比较勉强。针刺内关穴后手就没那么僵硬了。患者第 3 次治疗后手能张开了，胳膊能伸直了，左脚腕能活动一点了，以前一点儿也不能动。第 4 次治疗后，左脚内翻的症状有所好转，治疗后左腿感觉有劲了，走路能迈开步子了，患者通过 5 次治疗后手腕能自由弯曲，左上肢能前后摆动，左脚可以放平，走路轻松有力。治疗15 次以后，左手可以自行取东西，能做一些简单的事情。患者说："我的病情一天比一天好，针灸治疗以后，真是和以前判若两人。"

治疗方案：扶正祛邪，滋补肝肾，疏通经络，标本兼治。

针刺治疗：取左侧环跳、足三里、三阴交、照海、商丘、太溪、血海、鹤顶、曲池、内关、曲泉、高举等穴，留针半小时，用补法。开始三天连续治疗，以后隔一天或两天治疗一次。

疗效：针刺治疗 15 次，左侧肢体功能基本恢复，体态基本正常，已经不用拄拐棍了。

案 3：阿尔茨海默病患者病危，小小银针显神功。

一天，我接到一个陌生女子的电话，她说："我母亲病得很严重，别人跟我说您针灸的疗效不错，想请您给我母亲治病，您看行吗？"我说："我先去看看病人再说。"

我骑车来到她家，她向我介绍了她母亲的情况："我妈今年 81 岁，刚出院没几天，出院前住在某大医院，被诊断为阿尔茨海默病，大夫跟我们家属说她的病已经没法治疗了，每天只能靠输液维持生命，还让我们要有思想准备，可以准备后事了。我们考虑既然很有名气的大医院的大夫都说我母亲的病治不了，那住院就没有什么意义了，花费那么大，还费事，干脆要求出院，回家养着。出院后她的情况很不好，吃不下饭，喝不进水，也不说话，面部没有表情，两眼发呆，大小便也不正常，整天就这么躺着，只剩下一口气，全家人很是着急。"

当我第一次看到病人的时候，她躺在床上，一点精气神也没有，面容憔悴，脸上暗淡无光，两眼发直，表情呆板，不能说话，舌苔黄厚，脉搏微弱。辨证为阴盛阳衰，虚实错杂，气血亏虚，胃气不足。我认为是可以用针灸治疗的。

治疗方案：固本培元，扶正祛邪，强壮体质，提神醒脑，开胃通便。

针刺治疗：取穴合谷、内关、气海、足三里、三阴交，常规针刺，留针 30 分钟，手法补。

经过针灸治疗一个疗程（10 次）后，患者的病情一天比一天好转，人有精神了，能进行简单的语言交流，食欲增加，大小便正常，不再卧床不起。治疗了 7 次后，她开始管家事，亲友来看她，她叫人家吃完饭再走，保姆去买菜，她拿个凳子坐在门口等着给保姆开门。

我最后一次去她家出诊，她要留我吃完中午饭再走，我谢绝了，她送我到电梯门口，紧紧地拉着我的手，很是恋恋不舍，还流下了两行热泪，她闺女安慰说："妈，您别难过，以后我开车带您去看万大夫。"她这才和我挥手告别。

案 4：脑梗死患者治愈后的感受。

患者自述：我在 2012 年的春天突然得了脑梗死，说话时吐字不清，记忆力下降，浑身没有力气，右手麻木，大便不通畅,于是赶快去了大医院,在医院治疗了半个月,一点儿没见好转。出院后只好整天躺在床上。

正在家人着急迷茫的时候,经人介绍找到了万大夫。经万大夫针灸治疗不到一个疗程的时间,我的病就治好了,现在我和正常人一样能够快乐地生活着。

感谢万大夫,更感谢中国国粹针灸。希望万大夫身体健康,继续弘扬针灸的独特魅力,拯救更多需要帮助的病人。

针刺治疗:取穴气海、足三里、三阴交、合谷、内关。

疗效:已经治愈。

案5:张某,男,49岁,校长。

患者之妻代述:一个月以前,我爱人突发脑溢血,危险期过后,颅内留有一个鸡蛋大的血块。出院回家后精神错乱,神志不清,总说胡话,比如"屋里有鬼,有坏人,抓住他,抓住他"。睡眠不好,常做噩梦,食欲也不好,大小便都在屋里,生活不能自理。

治疗经过:因患者的情况特殊,要求医生出诊。

我见到患者时，他情况较严重，不能正常坐卧，坐时需要靠着被子，精神不振，神志不清，面色昏暗，人比较消瘦。

我经辨证诊为虚实夹杂证，主要采用镇静安神、疏通经络、调理大脑、增强体质的治疗方案。

针刺治疗：取穴安眠2、合谷、百会、足三里、三阴交。合谷、百会平补平泻，其余均用补法。

疗效：患者之妻说针刺治疗6次后，不用别人帮助，患者居然能自己到公厕，精神逐渐好转，已停止胡言乱语，睡眠质量有所提高，食欲也好了。基本恢复了正常。

后续：最后一次治疗时，患者和家属的心情都非常愉悦，送她家自产的柿子给我，后来又送了一封感谢信给我。

案6：唐某，女，40岁，个体户。

患者自述：鼻尖充血，3年，天热较重。

针刺治疗：取穴印堂，用泻法。

疗效：治疗较慢，效果不错。

抢救危重病人，小小银针显神威

万米高空抢救生命

1992 年的一天，我坐飞机去海口，当时飞机高度是12000 米，我一直隔窗向下观望。突然广播里响起急促的声音："飞机上哪位是医生？请赶快到飞机前舱，有个危重病人，急需救治。"我听了以后，毫不犹豫地站起身来，拿上医疗包直奔前舱。来到病人身边，只见有四五个人围着，嚷嚷说："没脉了，没脉了。"大家都不知所措。我一看病人面色苍白，呼吸非常微弱，确实摸不到脉搏了，情况万分危机。我急忙说："病人需要氧气，这窗户也不能开呀！"我第一次坐飞机，不知道飞机上备有氧气。我一边准备抢救，一边说对周围的人说："给病人松开领带，解开衣扣，把病人放平。"这时空姐拿来氧气袋，大家很快给病人用上，我急忙用针施救，几针下去，病人面部就微微泛红，口唇轻轻蠕动，呼吸也渐渐加强了，病情逐渐好转了，大家这才松了一

114

口气。这时我听到有人说:"快拍下这个时刻,留作纪念。"然后就听见一阵"咔嚓咔嚓"的按快门声。我抬头一看,四五架照相机对着我。经过半个多小时的抢救,病人已经转危为安,我交代了一些医嘱,当我准备离开病人回到座位上去时,一位解放军同志手拿纸、笔对我说:"请您留下姓名和单位。"我说:"噢,不用,这没什么。"这时,又有好几个人请我留下联系方式,我说:"真的没什么,这是我应尽的责任。后来我得知他们来自北京战友文工团,要去海口演出,病人姓于,下飞机时我碰上了他,他邀请我去观看他们的演出,我因时间有限谢绝了。这次经历是很多年前的事了,但对我来讲仍然记忆犹新。

辨证:阴阳失调,虚实错杂,阴盛阳衰,气血亏虚。

针刺治疗:取穴合谷、内关、足三里,常规针刺,留针半小时,手法补。

穴解:合谷可调节大脑,醒脑提神。内关疏通经络,可提高心脏功能。足三里补气养血,强壮身体。

疗效：病人逐渐恢复。

在飞奔的火车上抢救生命

1996 年 4 月 30 日下午，我从郑州乘火车返京。列车启动后，有一位男列车员站在我旁边对广大乘客说："今天这节车厢由我为大家服务，我叫某某，有事找我。"我对他说："我是大夫，如果谁有什么不舒服可以找我。"过了一会儿，这位列车员真的来找我了，他对我说："您赶紧跟我来吧，前面有个昏迷的病人需要救治。"我马上拿起医疗包跟他走。只见一位母亲泪流满面地搂着她已不省人事的孩子，正焦急地等待着。

我急忙取出小小的银针给予急救。取穴双侧合谷、内关、足三里。下针后不久病人慢慢苏醒过来。他们是徐水人，患者母亲说以后要到北京来看我，被我回绝了。

深更半夜抢救生命

这事儿发生在 2003 年 11 月 18 日的深夜，当时我正在梦乡中，突然一阵急促的电话铃声把我惊醒了。当我拿起电话，话筒那边传来着急的声音："我是锅炉房老班，我们这里有个人头疼得厉害，脖子也疼，恶心，现在意识已经不清楚了，您能来一趟吗？"我说："好的，我马上过去。"当时我看了一眼手表，正好是凌晨 2 点，我家在 10 楼，没电梯，楼道很黑，路上也不安全，但是无论如何要去看看病人。我一路小跑来到病人面前，只见一位瘦小的老头紧闭着双眼，面色苍白，意识不清，脉搏微弱得很，血压几乎测不到，全身略有抽动。发病原因是浴后受风寒引起脑血管痉挛，情况非常危急。我马上对他进行了针灸急救，针刺了双侧合谷、内关，几针下去后病情开始有转机，病人苍白的脸色渐渐趋于正常，意识略有恢复，病人示意我左侧太阳穴处疼痛，于是我又在他太阳穴上扎了一针，片刻后他不再头疼了，全身放松，病情稳定，慢慢地入睡了。这时全锅炉房的人和我才松了口气。后经了解，他们都是从张家口到北京打工的，人生地不熟，既不知道医院在哪儿，又没有钱，几个人才凑了二百元（他们原打算背着病人上医院），大家急得不知该怎么办才好，是他们的领班听过我在广播电台人生热线做的节目，忽然想到我，找到了我的电话号码，才有了开头的那一幕。事情处理完时已是深夜4点了。

第二天，锅炉房的负责人带着病人到我的诊所谢我，他对已经基本恢复健康的病人说："这就是救你命的万大夫，要不是她用针灸救你，你就完了，你要感谢万大夫啊。"我说："没关系，不用谢，病好了就行了。"

类似的病例还有很多，我总结出针灸抢救危重病人的特点：用之能行，行之则灵，灵之则胜。以下是一位患者给我写的小诗：

写给万医生的诗

银针见神，奥中见妙。

弘扬针灸，发展针灸。

医德高尚，技术高超。

大医院治不了的魔鬼，

见了万一针就吓跑。

歪打正着有道理，

保持原装最重要。

患者

2011 年 9 月 26 日

略谈头针疗法

头针疗法是通过针刺头皮使产生的刺激投射到大脑相应的部位来治疗疾病，疗效很好。

我曾经用头针疗法给中小学生治疗过近视，治疗 10 次后，视力最少提升 0.1，最高提升 0.3。治疗眼病要选择视区，视区位于头部的后面，枕骨粗隆旁开 1 厘米，再向上 4 厘米。从上进针，通过头皮向下到枕骨粗隆旁，留针 40 分钟，中途要捻针，或带针上课，放学起针。

1978 年秋季，有位高中生报名参加中国人民解放军，在体检的时候，视力测试结果不达标，我用头针疗法为他治疗近 1 个疗程后，他再次到部队体检，视力合格了。

头针还可治疗神经衰弱，杜女士 63 岁，失眠已半年，进 1 个月病情越发严重，服用安眠药后只能睡 1 个小时，不服药就不能睡，甚至彻夜难眠，白天没有精神，吃不下饭，非常烦，很痛苦，她说实在不想活了。我在她头

部的晕听区进行治疗，取穴耳尖上 1.5 厘米，随我自己
的体位顺势向前或向后斜刺 2 厘米，进针后停留 40 分钟，
期间要捻针多次，治疗 1 个疗程后（10 次），患者每
晚能熟睡 5 ~ 6 小时。我治疗过几个失眠患者，疗效
都不错。

学员学习"三一"疗法

近几年来，"万一针"老师在国内各地开办"三一"疗法学习班，很多学员学习之后进行实践，替患者解除痛苦，也总结出不少优秀的医案。

为母亲治疗帕金森病

案：学员母亲，79 岁。

2018 年 2 月该学员母亲在某三甲医院确诊为帕金森病，开始服西药治疗。主要症状为手不自觉颤抖，几乎无法正常写字；语言表达有轻微障碍，语速慢，有时会说不出来；睡眠不好，情绪低落，遇事容易紧张易怒，劳累或情绪波动时症状会加重。至 2019 年春天服西药整一年，症状没有改善，其间也接受过为期三个多月的针灸及按摩治疗（每周一次），帕金森病的症状也没有减轻。

2019 年春天，该学员有幸跟随"万一针"老师学习"三一"疗法，后开始自己给母亲用针灸治疗，取穴安眠2、内关、足三里、三阴交，三个疗程后患者手抖的情况只在非常劳累时会出现，平时都不会再抖了，可以正常写字，说话也很流利，跟正常人一样，睡眠很好，情绪也比以前好多了。2020年整一年，一直保持不错的状态，体力也很好，比许多没有帕金森病的同龄人健康状况还好。该学员感恩万老师传授如此神奇的针法，普济众生！

针灸可以治疗疝气

疝气一般需要做手术，不过使用针灸治疗效果也很好。

案：张某，男，15岁，学生。

患者自述：右侧腹股沟疝气13年，早上精神饱满时呈收紧状，晚上或劳累时阴囊松弛，比左侧大很多，下坠感明显，运动时需要特别小心，非常影响生活和学习。13年来经多位中医调理，效果不明显。患者无奈准备到医院开刀手术。

针刺治疗：2020年10月7日，广州，正安19期

"三一"疗法培训班上，"万一针"老师施针右侧足三里、三阴交，留针20分钟，针感非常强烈。当晚回家，患者发现右侧收得比左侧还紧，怀疑自己记错了患侧，下坠感大大减轻。

疗效：次日患者起床后，已经恢复到多年没见的健康状态。感恩万老师的神奇针法。

针灸治疗严重失眠

长期失眠症，针灸完全能治。长期失眠的人得不到有效的治疗，每天夜里只睡一两个小时。还有的服安眠药睡一个小时，要是不服安眠药，根本睡不着，这样的病人，白天头晕脑涨，总是昏昏沉沉，没有精神，也没有食欲。长期如此，病人万分的痛苦，完全失去生活的兴趣和对未来的向往。

案1：刘某，女，49岁，已退休。

患者自述：半年以来总是失眠。最近1个月更严重了，一点儿也睡不着。吃一片安眠药只能睡一个小时，如果一片不吃，就一点也睡不着，其他的症状如前所述，也是久治不愈，太痛苦了，也有轻生的念头。

针刺治疗：取穴安眠 2，头皮针晕听区。

疗效：一个疗程十次的治疗，使其睡眠时间逐渐增加到五六个小时。患者高兴得不得了，再也没有轻生的念头了。

案 2：石某，女，48 岁，工人。

患者自述：我实在太痛苦了，夜里只睡两三个小时，可是我还得正常上班，白天头晕脑涨，头脑不清醒，头顶像盖一个西瓜皮，走路像踩在棉花上一样，深一脚、浅一脚，看什么都烦，在单位不能和同事发脾气、发火，回到家里和家人随意发脾气，也吃不下饭，浑身没劲，家里活什么也不想干，总是吃安眠药。这么严重的病到医院还不能开病假，医院诊断是"神经症"。久治不愈，我每天还要勉强上班，非常痛苦，总想这么活着还不如死了。

针刺治疗：安眠 2，头皮针晕听区。

疗效：经过这小小银针的治疗，她的睡眠增加了，能睡五六个小时。有精神了，也有劲儿了，也有食欲了，端起饭碗不想放，对家人也不发脾气，高兴了一天可以拆洗三床被子，家人说她像换了一个人。

案 3：孟某，女，72 岁，高级工程师。

患者自述：由于 30 年来睡眠不佳，经常头昏脑涨，总觉得头发蒙，头脑不清晰，影响食欲，精神欠佳，一夜只睡两三个小时，甚至彻夜不眠，久治不愈，非常苦恼。

针刺治疗：常规针刺，取穴双侧安眠 2，留针时间一小时，手法补。

疗效：患者诉未起针就产生了睡意，上午治疗后回到房间就睡，一觉醒来已是下午 4 点多。睡眠质量得到改善，头不晕了，有精神，也有食欲了。患者喜出望外，总算不失眠了。

后 记

    1971 年 12 月 26 日，我初次到河南的婆婆家，由于当时交通不便，到家的时候已经是晚上 7 点多了。我刚进屋坐下，村里的男女老少就把屋门口堵得严严实实，说是看看来自北京首都的新媳妇。婆家大嫂端来一碗饺子汤，想让我喝完暖暖身子，可就是进不来屋。我对大家说："乡亲们，我过几天才走呢，明天有需要治病的可以来找我啊！今天太晚了，大家先回家吧。"

    吃完晚饭，我正和家人聊天的时候，来了一位 70 多岁的老太太，手托着下巴，很艰难地说："我的下巴掉了，你能不能给瞧瞧？"当时天色已晚，去公社的卫生所要走 7 里地，漆黑的夜晚也没有路灯，伸手不见五指，既然找到了我，作为一名医生就该责无旁贷，我于是答应了她，用双手扶住老太太的下巴，往下轻轻一拽，再往后一推就复位了，又在患侧下关和合谷两穴各扎了一针，用来巩固疗效。

　　老奶奶刚走，又来了一位小伙子，说是在打篮球的时候把手指戳伤了，请我给治治，我检查了一下，他是右手食指最后一节伸不开了。我把他的手指末节一拽一抬就复位了。

　　第二天天刚亮，就有人上门要求治病，且人越来越多，在外边排起了队。直到天黑了，看病的人才逐渐减少，这样的状态持续了三四天，期间我还到邻村出诊过一次。

　　第四天晚上，村里的干部找到我说："听说你们明天就要走了，乡亲们说治病的效果挺好的，能不能晚走几天，再给乡亲们治治？"当时抓革命促生产的要求很严，我对村干部说："很抱歉，假期一到我就要回去的。"我们是上午的火车，可是当天上午8点了还有人在排队看病，见此情景，我只好对他们说："乡亲们，很抱歉，我们马上就要走了，不要再等了。"我又继续治疗了几个病情较重的病人，才和大家依依惜别。

　　当时有一位16岁的姑娘右手紧握，弯向内侧，不能张开，更不能伸直，害怕见人，自己很痛苦，曾经多次到医院求医都没有效果。通过我的检查，她的右手向里弯而不能伸直的病因是在右手的阴经上。理论上是这样讲的："曲而不伸，病在手三阴经，伸而不曲，病在手三阳经。"针刺内关穴就可以达到治疗目的。进针后患者立刻感觉右手轻松了，紧握的手渐渐松动了，随着运针时间的延长，她的手有要张开的感觉。一共治疗了 5 次，她的右手就差不多能张开了，也能活动了。

　　还有一个 14 岁的男孩，看上去面黄肌瘦，身体格外虚弱，他妈妈每天用小车推他到我这里看病，孩子的病主要是脾胃虚寒造成食欲不振，体内气血不足引起营养不良。我采取的治疗方案是：扶正祛邪，强身健体，提高脏腑功能，增强身体抵抗力和免疫力。取穴：双侧足三里、三阴交、内关。经过我的治疗和调理，他的病情逐渐好转！长大后身体很棒，家里的农活啥都能干。

　　鉴于河南农村贫困，人们缺医少药，针灸就成了最经济实惠的治疗方法，加之我对针灸的喜爱，我后来又专程去了几次。

1987 年夏天，趁儿子放暑假的机会，我们又回到了河南老家。我让孩子到亲戚家去玩，我在院子里摆上一张桌子，开始给乡亲们看病。由于针灸治病的疗效又快又好，没有痛苦还省钱，没几天工夫，前来找我看病的人越来越多，甚至十里以外的人都纷纷而来。

记得有一天吃过晚饭，我到村西头去转转，在往回走的时候碰上一位农家妇女，她说她家娃子发烧，让我给看看，我当然不会拒绝。去了她家，经过诊断，并无大碍，就给他点揉大椎穴和合谷穴，效果不错，又嘱咐她多给孩子喝水。出门后我继续往前走，没走多远，迎面向我走来一位中年女子，高兴地对我说："咿！咋那巧哎，俺正着急哩！俺家妮子拉稀，正要叫你去，快给俺们看看吧！"因为是夏天，大家都在门口坐着，我便给病人点按双侧足三里穴，还把我的手搓热，按摩病人的肚子，症状很快就缓解了。我走时嘱咐病人要保暖，吃一些好消化的食物。我走着走着，迎面又来了一位中年男子，对我说："婶子啊，俺妈头疼得厉害，你给看看吧。"我说："好啊。"就去了他家，看到老太太坐在椅子上，面部表情很是痛苦，说是晚上睡觉着凉了。我就为她把了脉，其实就是受了风寒，并无大碍，于是给她点揉双侧风池穴及双侧合谷穴。治疗后，老太太微微一笑说："好多了，没那么疼了，谢谢你啊。"我说："嗨，不用谢啊，这不算什么，你好好休息吧！"第二天，这几家人又陆续专程到我的住处向我道谢，我对他们说："你们不要客气，只要你们的病好了，我就高兴了！"在我要回北京的那天，一大早就来了一位农民兄弟，瘸着一条腿，很艰难地走过来。经过我对他的检查和询问，确诊他患的是坐骨神经痛，我就在他患侧的环跳穴上扎了一针，进针后他说感觉像触电一样，一下子就蹿到脚部，起针后，他活动了一下腿，笑着对我说："不疼了，也能活动了，真没想到疼了半个月，只这么一针就治好了，太感谢你了。"他很轻松地走了，姿势基本正常。

　　这次行医治过耳聋患者、盆腔炎患者、梅核气患者，还有气管炎患者，疗效都不错，乡亲们可高兴了，针灸治病给他们留下了深刻的印象。

那时候是20世纪70年代初，我是毛泽东时代的人，只知道治病救人，每天从早忙到晚，水都顾不上喝一口，脑子里也没有收费的概念，现在回想起来都感觉很欣慰，为自己是个对人民有价值的人而高兴！

万方琴

2016年1月